Corneal Disease
Recent Developments in Diagnosis and Therapy

角膜病
最新诊疗技术与应用

主编　[德]托马斯·莱因哈德
　　　[英]弗兰克·拉金
主译　陈　蔚
主审　史伟云

U0324695

天 津 出 版 传 媒 集 团

 天津科技翻译出版有限公司

著作权合同登记号:图字:02-2013-216

图书在版编目(CIP)数据

角膜病:最新诊疗技术与应用/(德)莱因哈德(Reinhard, T.),(英)拉金
(Larkin, F.)主编;陈蔚等译.—天津:天津科技翻译出版有限公司,2014.6
书名原文:Corneal Disease: Recent Developments in Diagnosis and Therapy
ISBN 978-7-5433-3396-3

Ⅰ.①角… Ⅱ.①莱… ②拉… ③陈… Ⅲ.①角膜疾病—诊疗
Ⅳ.①R772.2

中国版本图书馆 CIP 数据核字(2014)第 111121 号

Translation from English language edition:
Corneal Disease: Recent Developments in Diagnosis and Therapy by Thomas
Reinhard and Frank Larkin.
Copyright©2013 Springer Berlin Heidelberg.
Springer Berlin Heidelberg is a part of Springer Science+Business Media.
All Rights Reserved.

授权单位:Springer-Verlag GmbH
出　　版:天津科技翻译出版有限公司
出 版 人:刘 庆
地　　址:天津市南开区白堤路 244 号
邮政编码:300192
电　　话:022-87894896
传　　真:022-87895650
网　　址:www.tsttpc.com
印　　刷:山东鸿杰印务集团有限公司
发　　行:全国新华书店
版本记录:889×1194　32 开本　4.75 印张　200 千字
　　　　　2014 年 6 月第 1 版　2014 年 6 月第 1 次印刷
　　　　　定价:48.00 元

(如发现印装问题,可与出版社调换)

主译简介

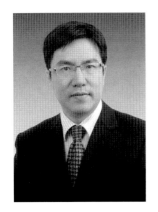

陈蔚,医学博士,教授,主任医师。目前担任中华眼科学会角膜病学组委员,亚洲角膜病学会会员,亚洲干眼学会会员,温州医科大学附属眼视光医院角膜病中心主任,兼任白内障中心主任,温州市眼库副主任。

2002年获得上海医科大学附属眼耳鼻喉科医院临床型博士学位。曾在哈佛大学SCHEPENS眼科研究所和贝勒医学院眼表中心从事博士后研究,获得国家自然科学基金及省自然科学基金资助三项。发表于《美国病理学杂志》《美国眼科学杂志》《眼科与视觉科学杂志》《美国屈光手术学杂志》等SCI收录文章28篇,影响因子总和超过50分,是IOVS、Cornea、BJO等6种国际权威眼科杂志审稿专家,也是国家自然科学基金的评审专家。擅长深板层角膜移植、角膜内皮移植手术等;在国际上独创了闭合式穿透性角膜移植术,每年个人开展角膜移植手术数量国内领先;擅长复杂白内障手术,有万例以上白内障手术经验。主要研究领域为干眼的模型和分子机制,眼表免疫。

译者名单

主　译　陈　蔚

主　审　史伟云

译　者（温州医科大学附属眼视光医院）

陈　蔚　马慧香　郑钦象　李锦阳

赵泽林　任岳萍

编者名单

Eduardo C. Alfonso, M.D. Department of Ophthalmology, University of Miami Miller School of Medicine, Miami, USA

Christophe Baudouin, M.D., Ph.D. Department of Ophthalmology III, Quinze-Vingts National Ophthalmology Hospital, Paris, France

Felix Bock Department of Ophthalmology, University of Cologne, Köln, Germany

Claus Cursiefen, M.D., FEBO Department of Ophthalmology, University of Cologne, Köln, Germany

Alexandre Denoyer, M.D. Department of Ophthalmology III, Quinze-Vingts National Ophthalmology Hospital, Paris, France

R. Gilbert St. Paul's Eye Unit, Royal Liverpool University Hospital, 8Z Link, Liverpool, UK

Dalia Girgis, M.D. Department of Ophthalmology, University of Miami Miller School of Medicine, Miami, USA

M. Horsburgh Institute of Integrative Biology, University of Liverpool, Liverpool, UK

Carol Karp, M.D. Department of Ophthalmology, University of Miami Miller School of Medicine, Miami, USA

Stephen B. Kaye St. Paul's Eye Unit, Royal Liverpool University Hospital, 8Z Link, Liverpool, UK

Peter Kim, MBBS (Hons), FRANZCO Department of Ophthalmology, Toronto Western Hospital, University of Toronto, Toronto, ON, Canada

Antoine Labbé, M.D., Ph.D. Department of Ophthalmology III, Quinze-Vingts National Ophthalmology Hospital, Paris, France

Judith Lechner School of Medicine, Dentistry and Biomedical Sciences, Centre for Vision and Vascular Science, Queen's University Belfast, Royal Victoria Hospital, Belfast, UK

Darlene Miller, DHSc. Department of Ophthalmology, University of Miami Miller School of Medicine, Miami, USA

T.J. Neal Department of Microbiology, Royal Liverpool University Hospital, Liverpool, UK

Elisabeth Pels, Ph.D. Cornea Bank Amsterdam, Euro Tissue Bank, Beverwijk, The Netherlands

Graeme Pollock, Ph.D. Lions Eye Donation Service Melbourne, Royal Victorian Eye and Ear Hospital, Melbourne, VIC, Australia

David S. Rootman, M.D., FRCSC Department of Ophthalmology and Visual Sciences, Toronto Western Hospital, University of Toronto, Toronto, ON, Canada

J. Shankar St. Paul's Eye Unit, Royal Liverpool University Hospital, 8Z Link, Liverpool, UK

H. Sueke St. Paul's Eye Unit, Royal Liverpool University Hospital, 8Z Link, Liverpool, UK

Colin E. Willoughby School of Medicine, Dentistry and Biomedical Sciences, Centre for Vision and Vascular Science, Queen's University Belfast, Royal Victoria Hospital, Belfast, UK

中译本序

角膜病是我国的第二大致盲眼病,近年在该领域已出版了系列的专著和书籍,对我国角膜病的防治起到了极大的推动作用。但随着角膜病领域新设备、新治疗手段不断更新,以及诊断技术和水平的提高,一些少见和罕见的角膜疾病也逐渐被更多地认识;一些难治的角膜疾病和常见的角膜病也有了新的治疗手段。因此,及时出版有关角膜病最新诊疗技术方面的著作是十分必要的。

由温州医科大学附属眼视光医院陈蔚教授主译的《角膜病:最新诊疗技术与应用》一书,详细介绍了角膜疾病诊疗的最新进展,多是目前我国教科书未涉及的内容。如分枝杆菌性角膜炎,近来在眼科手术和外伤后的感染有增多趋势,但我国眼科医生对这种疾病的诊断和治疗面临困难;细菌性角膜炎的抗菌药物治疗指南非常实用和系统;还详细介绍了共聚焦显微镜和OCT影像技术在角膜疾病诊断和屈光手术及角膜移植方面的新应用;在眼库方面,介绍了眼库制备的内皮供体材料对于满足不断增长的内皮角膜移植手术需求的至关重要性。

本书的原著者来自美国等不同国家,组织语言的风格不尽相同,经陈蔚教授精心组织、周密策划,全书语言精练,内容丰富。

我与陈蔚教授在中华医学会眼科学分会角膜病学组相识多年,他是学组年轻且富有才华的委员,曾在哈佛大学SCHEPENS眼科研究所和贝勒医学院眼表中心从事博士后研究,在角膜的临床和科研方面都取得了显著成绩。我荣幸作为本书的主审,在阅读原著和翻译稿时,能体会到陈蔚教授在本书编译过程中付出了巨大的精力和劳动,也充分展示了他深厚的语言功底和对角膜病方面的学术素养。他对角膜病领域的执著,值得我和同道们学习。

希望陈蔚教授主译的《角膜病：最新诊疗技术与应用》一书的出版能对广大读者掌握角膜病的当前研究新技术和新疗法提供帮助。

中华医学会眼科学分会常委委员、角膜病学组组长
山东省眼科研究所党委书记、副所长
山东省眼科医院院长

2014 年 5 月 20 日于济南

前　言

在本书中,我们重点阐述了角膜疾病诊疗的最新进展。

Miller、Girgis、Karp 和 Alfonso 讨论了分枝杆菌性角膜炎,这类角膜炎虽然不常见,但近来在眼科手术和外伤后的感染中有增多趋势。它的诊断和治疗仍是我们面临的巨大挑战。

Sueke、Horsburgh、Gilbert、Shankar、Neal 和 Kaye 提供了针对细菌性角膜炎的实用抗菌药物治疗指南。他们对这些新型抗细菌药物的前瞻视角一定会引起在眼科中心工作的角膜病专家的特别兴趣。

尽管家族性圆锥角膜在欧洲和北美国家极不普遍,但圆锥角膜发病机制的新发现引起大家浓厚的兴趣:在那些明确未诊断为圆锥角膜的患者亲属身上也发现了圆锥角膜的亚临床征象。Willoughby 和 Lechner 回顾了他们自己以及其他新近发表的相关研究文献。

影像技术已经成为角膜疾病诊断的一项重要组成部分,广泛应用于各类感染性角膜炎以及角膜营养不良等各种角膜疾病。Labbé、Denoyer 和 Baudouin 还进一步证明,共聚焦显微镜和 OCT 会使角膜手术术后的临床随访更加便利。

Cursiefen 和 Bock 鉴别了血液与淋巴型血管生成。他们证实了直接针对血管或淋巴管的新的抗血管生成药物,在角膜移植术前或术后,都可以通过消退角膜血管和淋巴管,显著提高角膜移植的成功率。

角膜移植成功的关键是,角膜移植医师能利用质量可靠有效的角膜库和风险控制体系。Pels 和 Pollock 指出,眼库制备的源源不断的后板层供体材料对于满足不断增长的内皮角膜移植手术需求至关重要。

很少有角膜移植医师常规地开展各类婴幼儿的角膜移植术。正如 Kim 和 Rootman 所说,不管是手术技术还是术后并发症处理的挑战,这类婴幼儿患者和年长患者都有着很大的不同。我们很期待在婴幼儿角膜移植方面最具丰富经验的 David Rootman 为读者提供有帮助的参考,以从容面对可能需要进行角膜移植的婴幼儿患者。

希望您开卷有益。

Thomas Reinhard
Frank Larkin

目 录

分枝杆菌性角膜炎诊断和治疗的新进展　第 **1** 章

Darlene Miller, Dalia Girgis, Carol Karp, Eduardo C. Alfonso

核心内容

- 分枝杆菌性角膜炎是一种罕见但严重威胁视力的疾病，通常是在眼部创伤或手术后感染了同属于分枝杆菌属的缓慢生长的Runyon类 I-III 组和快速生长的Runyon类 IV 组引起的。
- 分枝杆菌是一种需氧、无动力、不产芽孢的杆菌，它在自然界中普遍存在，且由于其菌体细胞壁中脂质含量较高，所以难以用普通消毒剂和局部抗菌剂清除。
- 由于分枝杆菌性角膜炎特异的迁延病程，临床和实验室的快速诊断比较困难。
- 药物治疗和临床处理依旧是挑战。
- 往往需要手术干预才能控制和治愈疾病。

　　分枝杆菌性角膜炎是罕见的[1]。在报道的细菌性角膜炎病例中，分枝杆菌性角膜炎所占比例不到2%[2,3]。不同地区报道的感染率有所不同，从亚洲（Reddy、Lalthia、Huang）收集到的报告中得知感染率最高可达8%。在过去的10年里，导致角膜炎的分枝杆菌在数量和多样性上呈增长趋势（图1-1和表1-1）。然而，疾病的发现、确诊和治疗依然是一个挑战。由于分枝杆菌性角膜炎起病缓慢，其症状和体征不典型又类似真菌性或病毒性角膜炎，以及确诊前早期抗生素和(或)皮质类固醇的应用，大大增加了临床

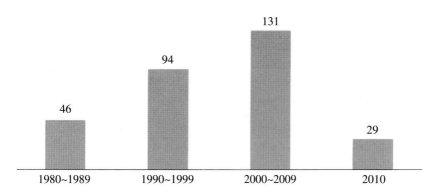

图 1-1 分枝杆菌性角膜炎病例出现的趋势(literature)。

表 1-1 从角膜炎中获得的分枝杆菌种类的频数和多样性(Published reports 1980~2010),N=300

分枝杆菌种类	样品来源		菌群	
Runyon 分类	LASIK 术后角膜瓣、角膜床	未接受 LASIK 的角膜碎屑、活检	菌群数	菌群所占的百分比
Ⅰ群——光产色菌(缓慢生长型在固体培养基上从亚群生成新的菌群所需的时间大于 7 天;在暗背景下显色)				
亚洲分枝杆菌		1	1	0.33
海洋分枝杆菌		1	1	0.33
合计	0	2	2	0.66
Ⅱ群——暗产色菌(缓慢生长型;在暗或亮背景下均可显色)				
微黄分枝杆菌		1	1	0.33
戈登分枝杆菌	2	3	5	1.67
楚尔盖分枝杆菌	7	1	8	2.67
总计	9	5	14	4.67

(待续)

表 1-1(续) 从角膜炎中获得的分枝杆菌种类的频数和多样性(Published reports 1980~2010),*N*=300

分枝杆菌种类	样品来源		菌群	
Runyon 分类	LASIK 术后角膜瓣、角膜床	未接受 LASIK 的角膜碎屑,活检	菌群数	菌群所占的百分比
Ⅲ群——非产色菌(缓慢生长型;不显色)				
鸟分枝杆菌	0	2	2	0.67
不产色分枝杆菌	0	1	1	0.33
土地分枝杆菌	1		1	0.33
次要分枝杆菌	0	1	1	0.33
总计	1	4	5	1.67
Ⅳ群——快速生长菌(在固体培养基中从亚群生成新的菌落所需时间小于 7 天)				
脓肿分枝杆菌	7	15	22	7.33
龟分枝杆菌	37	123	160	53.33
偶发分枝杆菌	4	38	42	14.00
免疫原性分枝杆菌	5	0	5	1.67
免疫原性分枝杆菌	2	0	2	0.67
耻垢分枝杆菌	0	1	1	0.33
总计	55	177	232	77.33
非结核分枝杆菌,未归类的(NTM、NOS)	5	42	47	15.67
总计菌群	70	230	300	
菌群所占的百分比	23.33	76.67		

诊断的难度。传统危险因素主要有两点:一点是金属、泥土和(或)植物性眼外伤;另一点为眼部手术后,例如放射性角膜切开术、准分子激光角膜切削术、白内障手术和佩戴隐形眼镜(图1-2)。目前新出现的危险因素主要是各种新近开展的眼部手术(LASIK、LASEK、DSEK),SMART热敏材料的泪道栓塞和其他的生物材料(图1-3)。另外,也有几个病例未发现明确的危险因素[4-7]。

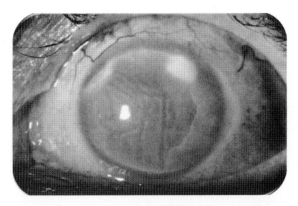

图 1-2 在白内障囊外摘除、人工晶状体植入联合小梁切除术后发生的龟分枝杆菌感染。(见彩图)

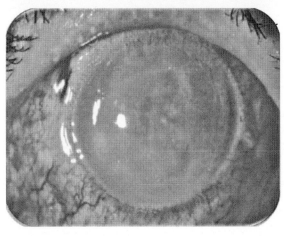

图 1-3 LASIK 术后感染脓肿分枝杆菌引起的角膜炎。(见彩图)

实验室诊断往往受到许多因素的限制,例如细胞培养延误、前期不当治疗、标本的质量和数量、实验人员经验匮乏和微生物生长速度[1,3,7]。同时,简单、快速、精确检测方法的缺乏也延误了实验室确诊。

生物体

在超过100种的分枝杆菌中,只有少于20种的分枝杆菌与细菌性角膜炎有关(表 1-1)[8,9]。自从1965年Turner 和 Stinson报道了第一例分枝杆菌性角膜炎以来,至少有300个病例已经被报道。与结核性分枝杆菌(MOTT)相比,非结核性分枝杆菌(NTM),也称"非典型分枝杆菌",或者分枝杆菌是最常见的种类。大多数的分枝杆菌属于腐物寄生菌,且为快速生长型,它们可繁殖于多种环境,如新鲜的盐水、土壤、动物和健康的人类宿主。龟分枝杆菌(Runyon类Ⅳ组)是最常见的病原菌,分别占LASIK术后病例和外伤性接种病例的63%和60%(表1-1)。

疾病通常是通过全身扩散或偶然直接接种引起的, 但是结核分枝杆菌和麻风分枝杆菌可以直接侵入角膜组织。在携带结核分枝杆菌的患者中,只有少于5%的患者患角膜炎[10-12]。该疾病的临床表现通常是一种变态反应。分枝杆菌直接侵入角膜与角膜感觉缺失引起的溃疡导致了麻风患者数量的增加[13]。分枝杆菌性角膜炎虽不常见,但在一些流行区域已造成了一定的发病率和死亡率,另外也有越来越多的HIV患者合并感染分枝杆菌[14]。

非结核性的种类在自然界中普遍存在, 对传统抗分枝杆菌药物如氯和其他消毒剂有耐药性。越来越多的散发病例或者疾病暴发与缓慢生长型分枝杆菌,如楚尔盖分枝杆菌、免疫原性分枝杆菌和(或)土地分枝杆菌有关。非结核分枝杆菌分类主要使用最新修改的Runyon分类法,Runyon分类法是根据传代培养的细菌在固体培养基上的生长速度来分类的, 并不是根据临床标本中细菌生长的速度。通常快速生长群(脓肿分枝杆菌、龟分枝杆菌、偶然分枝杆菌)从亚群生长而来需要3~7天,而慢生长群则需要8周。这4个Runyon群都与细菌性角膜炎有关。

检测

传统确定分枝杆菌种类的方法是利用一组细菌表型特征(生长速率、菌落形态)和生化测试进行的。但这些测试耗时费力、价格昂贵,而且结果常常是不确定的。实验室细菌培养和细菌种类确定的延搁会影响临床诊断[2,15-17]。一种应用分子技术和传统的细菌培养分枝杆菌性角膜炎致病菌的现代化检测方法如图1-4中所述。样本大小、检测条件和实验室工作人员的经验都可能会影响整个技术的实施。

如今更趋向于使用分子生物学技术检测和鉴别眼部组织培养所得的

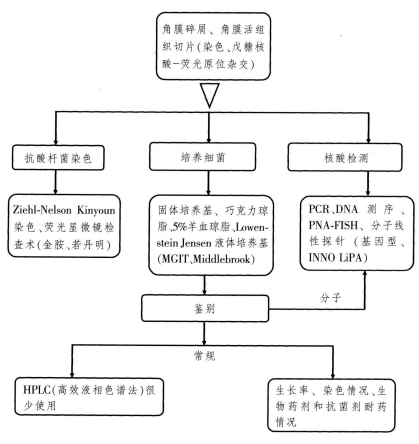

图1-4　分枝杆菌性角膜炎检测和鉴别的流程。

分枝杆菌,其中包括快速荧光抗酸染色的应用、加强培养基的接种,以及各种以核酸为基础的联合核酸分子杂交和DNA测序的检测方法。

抗酸涂片

抗酸染色和固体培养基细菌培养仍然是实验室和临床确诊分枝杆菌性角膜炎的主要方法。在LASIK的瓣下可收集到角膜碎屑、活体组织,在快速、直接检测这些材料的抗酸杆菌过程中,石炭酸复红染色[Kinyoun抗酸染色(冷)和Ziehl Neelsen抗酸染色(热)]是重要的染色方法。基础染色包括将玻片浸泡在石炭酸复红中染色3~5min,用酸性酒精脱色、洗涤和1分钟的复染色。改良的Kinyoun抗酸染色使用了一种脱色能力较弱的脱色剂,对快生长型分枝杆菌的检测更为敏感,因为在前两步的染色和脱色过程中可能会出现染色不深或染色不稳定的情况(<10%)[9,18]。

通常情况下,虽然荧光染色(金胺或金胺-若丹明)比石炭酸复红染色更加快速和灵敏,但是很多快速生长型分枝杆菌不会被荧光染料染色[9,18]。抗酸病原体在黑背景下呈现橙黄色或在缺乏复染时呈现黄绿色,此时荧光染色结果为阳性。Huang在关于分枝杆菌性角膜炎病例的综述中写道,在所有培养阳性的病例中,只有50%的病例其细菌涂片结果呈阳性[5]。据以上限制,为了提高细菌涂片阳性率,要求有大量的病原体数量($\geqslant 10^3 \sim 10^4$CFU/mL)。当获得的角膜碎屑或涂片中所包含的细菌数小于这个临界值时,抗酸染色的结果通常是阴性的。由此可见,细菌涂片与细菌培养结果的关联度很小。

最近,改良后的金胺染色,即快速金胺O染色(Scientific Device,Inc,Des Plaines,IL)可以更快(从22min缩短至2min)、更灵敏(更明确,需要较少的组织)地从临床样本中筛选出分枝杆菌,包括偶然分枝杆菌(100%)和龟分枝杆菌(80%)[19]。由于通过LASIK瓣下或角膜活体组织切片所获取的眼部组织样品中的感染微生物的数量常常小于普通染色检测的最小临界值,而利用改良后的金胺染色可以评估,因此这项改良技术在评估或筛选样品时的作用显得更加突出。

培养基

液体培养基和固体培养基均可用于培养分枝杆菌并快速鉴定其类型。这些培养基更多用于培养快速生长型病原菌,包括在普通固体培养基(巧克力、血琼脂、琼脂培养基)和特殊培养基(Lowenstein-Jensen和 Middlebrook琼脂)上培养角膜碎屑、组织或组织切片3天(图1-5和图1-6)。受样品数量和质量的影响,培养分枝杆菌所需的时间最长可达10天。

缓慢生长型分枝杆菌属(Runyoun类Ⅰ-Ⅲ组)和结核分枝杆菌在普通实验室培养基上仅少数生长甚至不生长。只有将取下的角膜组织接种在Lowenstein-Jensen、Middlebrook或Ogawa培养基上时,这些细菌才能生长。

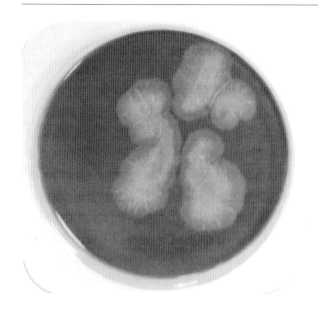

图 1-5 在巧克力培养基中培养龟分枝杆菌第 10 天时的形态。(见彩图)

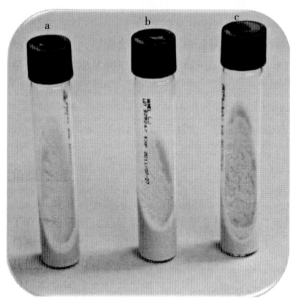

图 1-6 在罗氏琼脂上培养分枝杆菌和诺卡菌(经过 14 天的生长情况)。(a)胞内鸟结合分枝杆菌;(b)偶然分枝杆菌;(c)星状诺卡菌。(见彩图)

形成菌落所需的时间为2~8周。普通肉汤培养基(MGIT、Middlebrook和Bactec培养基)可用于从角膜样品中分离培养分枝杆菌。微生物接种在该培养基上后,生成菌落所需的时间平均在3天以内。麻风杆菌不会在人工实验室培养基上生长繁殖。

一种新型固体培养基被发现可用于培养分枝杆菌,并可确定分枝杆菌的种类和敏感性。TK培养基(结核分枝杆菌复合体)和TK PNB培养基(MOTT)是基于培养基色度的改变来快速确定分枝杆菌种类的。其颜色的改变可以通过肉眼直接观察或用机械化方法测定。分枝杆菌在这种固体培养基上生成菌落所需的时间比使用传统固体培养基短5~18天。在培养基中加入抗结核药可进行药敏实验。目前还没有临床试验评估过该培养基在低、中、高流行区域的实用性[20]。

分子检测

分子检测是基于针对插入因子IS6110、16S rRNA基因、内部转录间区基因或hsp65基因的扩增技术,其可以检测或确认临床样本中分枝杆菌的存在,该检测包括常规PCR、巢式PCR、实时荧光定量PCR和PCR与限制酶切联合的分析技术(PCR-REA)。种属特异性探针和特异的酶联反应均能用于确认分枝杆菌的存在[21,22]。

核酸分子杂交探针

核酸分子探针可以快速鉴定被选定的常规分枝杆菌种类。探针也可用于直接检测涂片阳性或高度可疑组织样品中的分枝杆菌。吖啶酯标记的DNA探针与16S rRNA分枝杆菌基因融合,扩增形成DNA-rRNA复合体,通过分光光度计的检测,可分辨结核性分枝杆菌复合体、鸟分枝杆菌复合体、堪萨斯分枝杆菌和戈登分枝杆菌。测试周期大约2h。该方法的敏感性根据细菌种类而异。与细菌培养相比,利用探针检测分枝杆菌的敏感性达到85%~100%且有100%的特异性。测试周期为2h[21,22]。

分子线性探针

一些分子线性探针实验已经研制出用于针对性区分16S~23S rRNA

内部沉默区（INNO LiPA Mycobacteria v2,Innogenetics,Ghent,Belgium）和23S rRNA基因（GenoType Mycobacteria MTBC,GenoType Mycobacterium CM,GenoType AS,GenoType LepraeDR,Hain Lifescience,Nehren,Germany）的探针,其可以进一步确定分枝杆菌的种类[21,22]。

分子线性探针检测是通过将生物酰化的PCR产物与对应的互补探针反向杂交平行固定在薄膜带上进行的,并在自动化仪器上获得比色检测结果,从而确定是否存在分枝杆菌。该方法可检测17种最常见的分枝杆菌,包括结核性分枝杆菌复合体、鸟分枝杆菌、胞内分枝杆菌、龟分枝杆菌、沙眼衣原体、耻垢分枝杆菌、偶发分枝杆菌复合体,以及海洋分枝杆菌,通过对前3个分枝杆菌复合群基因型（GenoType MTBC、CM、AS）的联合检测可以鉴定结核性分枝杆菌和30种不同类型的非结核性分枝杆菌,其中包括最易引起分枝杆菌性角膜炎的种类。固体或液体培养基细菌培养可以与这些检测技术同时应用。测试周期是6h。麻风分枝杆菌试剂盒不仅可以证实细菌的存在,也可以确定细菌对氨苯砜、氧氟沙星和利福平的耐药性[21,22]。

DNA测序

DNA测序被认为是明确诊断分枝杆菌种类的"金标准"。该过程包括用普通的分枝杆菌引物（6S rRNA基因或hsp65基因）进行扩增得到DNA产物、用自动化仪器进行测序等步骤。所测得的序列与已知的分枝杆菌序列数据库进行比对可得到结果[21,22]。

荧光原位杂交试验

戊糖核酸–荧光原位杂交试验是利用结合肽核酸的荧光探针对临床样本、培养物、组织和石蜡切片中的结核分枝杆菌、麻风分枝杆菌和非结核分枝杆菌进行检测[23]。这项技术可直接、快速、精确地鉴定组织中的分枝杆菌及其种类[24]。

DNA芯片

DNA芯片上的种属特异性探针杂交可快速鉴定结核分枝杆菌和其他分

枝杆菌的种类。但由于花费较大，该技术目前仅作参考或实验研究[21,22]。

　　焦磷酸测序是通过在核酸测序中添加焦磷酸，检测化合反应过程中释放的焦磷酸而进行的一项独特的技术[25]。Tuohy等人将它应用于分枝杆菌种类的鉴定，同时将它视为鉴定临床样品中常见分枝杆菌的快速且可行的方法。Galor等人曾将它用于鉴定一例诺卡菌角膜炎病例[26]。它可以快速鉴定包括分枝杆菌在内的一些罕见的感染眼部组织的病原菌[25]。

脉冲电场凝胶电泳(PFGE)

　　脉冲电场凝胶电泳是一种分子分型技术，它主要应用于研究流行性分枝杆菌的特点。在美国和巴西，它被应用于LASIK术后感染的病因检测[4,27,28]。该项技术非常耗时而且需要分子生物学相关的专业知识。

　　由于样品质量的限制、前期治疗掩盖症状、患者病情陈述的不完整性和实验室检查的长时性，使得聚合酶链反应和其他分子诊断技术成为检测和(或)确定眼组织样品中分枝杆菌种类的理想选择。已有一些学者利用这些技术检测并确定眼分枝杆菌菌群。无论患者样本细菌培养是否阳性，分子生物学检测方法均能快速而敏感地提供诊断和治疗依据[29-36]。

临床诊治

临床诊断

　　临床诊断的延误是治疗分枝杆菌性角膜炎的一个常见问题，同时也导致了疾病的迁延不愈以及预后不良。因此，识别分枝杆菌性角膜炎的临床特征对提高临床诊断效率非常重要。但由于疾病常呈无痛性进展，患者主诉不清，早期类固醇眼药水的应用，该病与疱疹性角膜炎、真菌性角膜炎、弥漫性板层角膜炎有相似的症状，缺乏快速、常规的实验室检测手段，这些都给临床诊断带来了困难[1,3,6,7,15]。

　　准分子激光术后(post LASIK)感染的特点包括：迟发性，局部抗生素眼药水治疗无效，在角膜面可见浸润到后基质伴或不伴有卫星灶的白色浸润灶，和组织坏死[1,3-6,33,37-39]。

　　与准分子激光(LASIK)不相关的分枝杆菌性角膜炎的危险因素主要包括角膜异物、外伤、佩戴隐形眼镜、穿透性角膜移植术(penetrating keratoplasty)、白内障手术、角膜缝合、放射状角膜切开术(radical keratomoty)和长期使用类固醇[3,36]。超过50%的与准分子激光术无关的角膜炎患者先前曾有过外伤或角膜手术史。

药物治疗

　　自从Turner和Stinson发现了第一例分枝杆菌性角膜炎病例以来，分枝杆菌性角膜炎的药物治疗进展缓慢。目前仍没有标准或理想的抗生素疗法可用于预防或治疗分枝杆菌性角膜炎。已应用的多种药物，包括大环内酯类(阿奇霉素、克拉霉素)、氟喹诺酮类(环丙沙星、左氧氟沙星、加替沙星、莫西沙星)和氨基糖苷类(阿米卡星、庆大霉素、卡那霉素、妥布霉素)，临床效果好坏不一[3,4,15,27-29,40]。体外实验和体内实验中均发现细菌对一些常用抗生素的反应效果并不相同，而且具有种类特异性[41](表1-2)。体外实验中测得的药敏实验结果和体内实验中的反应也可能因细菌来源和地理区域的不同而不同[3,42-47]。这两种实验之间的关联度很小，通常可信度不高。

　　造成这种体内外实验不一致的原因主要有微生物细胞壁的高脂含量、药物渗透力较弱、微生物的缓慢生长速率、药物毒性、生物膜形成和缺乏简单、精确的药敏试验方法。

　　从会议资料(与眼相关的)和文献(与眼相关和与眼无关)中查阅所获得的体外实验结果总结如图1-7和表1-2示。其中氨基糖苷类所占的比率为82%~100%不等，在体外实验中，龟分枝杆菌和偶发分枝杆菌对阿米卡星更敏感。偶发分枝杆菌比脓肿分枝杆菌和龟分枝杆菌对氟喹诺酮类更敏感，而后两者对大环内酯类敏感。据报道，台湾分离出的快速生长分枝杆菌菌群(敏感性<90%；脓肿分枝杆菌N=92，龟分枝杆菌N=39，偶发分枝杆菌N=69)对氟喹诺酮类、大环内酯类和妥布霉素高度耐受。所有菌群对阿米卡星均敏感。没有一种菌群是从角膜炎中提出的[48]。文献中有LASIK后龟分枝杆菌感染，临床治疗失败，且对氟喹诺酮类包括加替沙星和莫西沙星高度耐受的相关报道[4,15,49,50]。

　　目前治疗分枝杆菌性角膜炎的推荐疗法是用克拉霉素(10mg/mL)或

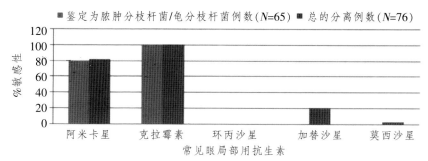

图 1-7　体外实验中分枝杆菌性角膜炎菌群对 BPEI 的敏感性。

表 1-2　抗菌药对常见角膜炎菌群的作用

抗菌剂[a]	90%敏感性	≤90%敏感性
阿米卡星	脓肿分枝杆菌、龟分枝杆菌、产黏液分枝杆菌、偶发分枝杆菌	
妥布霉素	脓肿分枝杆菌	龟分枝杆菌、偶发分枝杆菌
阿奇霉素	脓肿分枝杆菌、龟分枝杆菌	偶发分枝杆菌
克拉霉素	脓肿分枝杆菌、龟分枝杆菌	偶发分枝杆菌
环丙沙星	偶发分枝杆菌	脓肿分枝杆菌、龟分枝杆菌、免疫原性分枝杆菌
左氧氟沙星	偶发分枝杆菌、结核分枝杆菌、麻风分枝杆菌	脓肿分枝杆菌、龟分枝杆菌
加替沙星	偶发分枝杆菌、结核分枝杆菌、麻风分枝杆菌	脓肿分枝杆菌、龟分枝杆菌
莫西沙星	偶发分枝杆菌、结核分枝杆菌、麻风分枝杆菌	脓肿分枝杆菌、龟分枝杆菌
利奈唑胺	结核分枝杆菌、偶发分枝杆菌、耻垢分枝杆菌、龟分枝杆菌	脓肿分枝杆菌

[a] References Brown-Elliot, Wallace, Reddy, Ford, Griffith for ATM.

阿奇霉素（2mg/mL）与阿米卡星（50mg/mL）或第四代氟喹诺酮类进行积极的局部联合治疗[5,6,51]。尽管在体外实验中，分枝杆菌对阿米卡星和克拉霉素很敏感，但是Ford等人发现临床上60%的患者用这两种药物联合治疗是无效的[3]。其他学者也报道了类似的有关这两种药物联合治疗的临床失败率[15,16,40,52-54]。大多数在LASIK手术后感染分枝杆菌的患者（70%）都采用3种（49%）或4种（21%）药物联合治疗[6]。单独用一种药物治疗成功的例子很少。在上皮清创术或准分子激光术中通常需要移除角膜瓣以增强药物通透性，从而更有效地控制感染（图1-8）。

Hu和相关研究人员[46,55]进行了氨基糖苷类和亚胺培南、环丙沙星和（或）克拉霉素联合应用时细菌耐药性的体外实验。这个实验解释了疾病

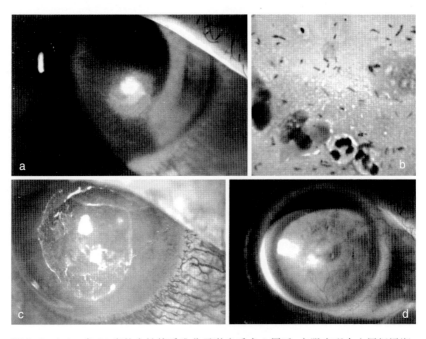

图1-8　(a)一名31岁的女性接受准分子激光手术7周后，右眼出现中央层间浸润；(b)浸润灶周围的角膜组织中含有多种抗酸杆菌、上皮细胞和多形核白细胞；(c)角膜瓣移除后3周出现新的角膜浸润；(d)治疗3个月后，角膜遗留瘢痕和新生血管形成，视力从手动提高到20/50。(From Solomon et al[1], with permission.)（见彩图）

迁延不愈和常需要改变抗生素种类治愈疾病的原因。Matoba等人的研究也证明阿米卡星和环丙沙星联合应用对分枝杆菌性角膜炎是无效的,甚至会出现反作用[54]。也有关于阿米卡星和环丙沙星联合治疗非结核性肺病高失败率的报道[5,41]。

阿米卡星的长期应用易导致耐药菌株的出现。同样的,大环内酯类长期用于治疗分枝杆菌性角膜炎也会诱导所有偶然分枝杆菌出现耐红霉素基因,从而导致治疗失败。有报道,耐克拉霉素基因的出现同样是由于长期治疗所导致的[41,43,56]。

在治疗中添加氟喹诺酮类(环丙沙星、莫西沙星、加替沙星)药物有助于角膜上皮的修复和最终视力的恢复[50]。通过体外实验和体内实验均可发现,与脓肿分枝杆菌–龟分枝杆菌复合体的成员相比,偶发分枝杆菌和其他非结核性分枝杆菌对氟喹诺酮类更敏感[47,57,58](表1–2)。Moshifar等人报道了一例利用莫西沙星进行准分子激光术后预防治疗的患者出现了耐莫西沙星的龟分枝杆菌感染的病例[31]。De la Cruz报道了两例在体内实验中对加替沙星无效,在体外实验中同时对莫西沙星和加替沙星耐受的病例[59]。

通过体外实验和体内实验发现,只有少数的新型抗生素可用于分枝杆菌性角膜炎的预防和治疗,包括利奈唑胺、泰利霉素和替加环素。在体外实验中,利奈唑胺对许多快速生长细菌可获得90%以上的有效率,现已用于治疗结核性分枝杆菌引起的角膜炎[60,61]。作为一种新的大环内酯类药物,泰利霉素对快速生长菌有一定的疗效(在体外实验中,其有效率<90%),但是对结核性分枝杆菌和(或)缓慢生长的分枝杆菌是无效的[45,62]。替加环素是一种新型的四环素衍生物,其在体外实验中处理可诱导角膜炎的分枝杆菌的最低抑菌浓度是1μg/mL[56,63,64]。

氯法齐明作为一种抗麻风药,经过评估证实,在体外实验中对快速生长的分枝杆菌有很好的效果[65,66]。Shen等人评估了氯法齐明在体外实验中对快速生长的分枝杆菌的效果。对许多常见菌株,90%的最低抑菌浓度是1μg/mL(范围为0.5~1.0mg/mL)。对该浓度敏感的细菌,包括脓肿分枝杆菌(99.1%,N=117)、龟分枝杆菌(100%,N=20)和偶然分枝杆菌(91.7%,N=48)。有报道,所有由脓肿分枝杆菌、龟分枝杆菌和48%的偶然分枝杆菌引起的角膜炎用阿米卡星治疗时比用其他抗生素有更好的疗效。体外实验的结果显示，氯法齐明单独治疗或与阿米卡星联合治疗可有效对抗第Ⅳ组分枝杆菌[67]，但目前缺乏临床相关数据。氯法齐明除了应用于麻风病的治疗，美国和WHO都不主张该药物广泛用于其他感染的治疗。在治疗鸟分枝杆菌复合体引起的肺部感染时，氯法齐明作为一种辅助治疗药物[65-67]。

贝西沙星是一种新的氟喹诺酮类药物。在杀灭常见眼部微生物方面，其与其他氟喹诺酮类药物有相似或更低的90%最低抑菌浓度。目前没有临床或体外实验研究数据可说明分枝杆菌对这种新的氟喹诺酮类药物的敏感性[68,69]。

对于分枝杆菌性角膜炎确诊的患者，需谨慎应用皮质类固醇。它们可能会掩饰疾病的进展、推迟免疫反应的出现，并促进微生物生长和散播[1,3,5-7,15,66,70]。

新的利用脂质体和纳米粒子传递抗结核药的药物运载方式正在开发中。这些方式已经被应用于传递类固醇和抗疱疹药到达眼部组织。分枝杆菌性角膜炎可能是评估这两种药物运载系统的理想选择[8]。

手术治疗

治疗或控制疾病发展通常需要采用外科手术干预。清创术可以减少病灶局部细菌数量，这也是治疗分枝杆菌性角膜炎的关键步骤之一[6,7,38,71]。Huang等人为3年来在他们医院就诊的22例非结核性角膜炎病例（其中龟分枝杆菌19例，偶发分枝杆菌3例）中的15例（占68%）施行了早期角膜切除术。手术主要针对药物治疗（50mg/mL阿米卡星）无效的重症顽固病例[5]。Hu为9例对阿米卡星治疗无效的患者中的7例做了板层角膜切除[38]。John和Velotta在其关于LASIK术后非结核性分枝杆菌角膜炎并发症的综述中提到，有54%的患者做了角膜瓣切除[6]。早期开瓣术、清创术、应用大环内酯类或第四代氟喹诺酮类药物浸泡冲洗角膜，都可使患者有良好的预后。

穿透性角膜移植术(Penetrating Keratoplasty)

一旦药物治疗无法控制感染，无论是否行准分子激光术，均应考虑穿透性角膜移植术。该手术需用于角膜厚度完整或有穿孔威胁的患者[6,7,15]。Susiyanti将深板层角膜移植术（DALK）作为准分子激光角膜切削术（PRK）的替代疗法，成功治疗了一些难治性准分子激光术后感染病例[72]。

角膜交联术

角膜交联术现已应用于治疗顽固性角膜炎，并在真菌性角膜炎和棘阿米巴角膜炎治疗中取得一定疗效。通过核黄素和紫外线的联合作用，交联术增强了角膜基质硬度，同时减少甚至消灭了微生物[73]。已有报道，该技术治愈了一例大肠杆菌性角膜炎[74]。但至今还没有角膜交联术治愈分枝杆菌性角膜炎的报道。对于药物治疗无效的分枝杆菌性角膜炎来说，角膜交联术也许可以作为替代准分子激光角膜切削术（PRK）和其他外科手术的一种治疗方法。但角膜交联术也存在一定风险，例如继发细菌性角膜炎[75,76]。

给临床医生的提示

- 分枝杆菌性角膜炎的诊断和治疗仍存在很多困难。应注意分枝杆菌性角膜炎和一些常规治疗无效的慢性角膜炎的鉴别，尤其是在患者眼外伤或眼手术后。
- 早期临床诊断及积极联合抗生素治疗、尽早的实验室检查和及早的手术干预，可以减少患者的发病率，获得更好的临床疗效。
- 在治疗分枝杆菌性角膜炎的早期，禁忌使用皮质类固醇。
- 不断发展的分子技术有助于加快细菌的检测、种类的识别和临床诊断的确立。

参考文献

1. Solomon A et al (2001) Mycobacterium interface keratitis after laser in situ keratomileusis. Ophthalmology 108(12):2201–2208
2. Daines BS et al (2003) Rapid diagnosis and treatment of mycobacterial keratitis after laser in situ keratomileusis. J Cataract Refract Surg 29(5):1014–1018
3. Ford JG et al (1998) Nontuberculous mycobacterial keratitis in south Florida. Ophthalmology 105(9):1652–1658
4. Freitas D et al (2003) An outbreak of *Mycobacterium chelonae* infection after LASIK. Ophthalmology 110(2):276–285
5. Huang SC et al (1996) Non-tuberculous mycobacterial keratitis: a study of 22 cases. Br J Ophthalmol 80(11):962–968
6. John T, Velotta E (2005) Nontuberculous (atypical) mycobacterial keratitis after LASIK: current status and clinical implications. Cornea 24(3):245–255
7. Karp CL et al (2003) Infectious keratitis after LASIK. Ophthalmology 110(3):503–510
8. Gaspar MM et al (2008) Developments on drug delivery systems for the treatment of myco-

bacterial infections. Curr Top Med Chem 8(7):579–591
9. Pfyffer GE (2007) Mycobacterium: general characteristics, laboratory detection, and staining procedures. In: Murray PR (ed) Manual of clinical microbiology. ASM Press, Washington, DC
10. Gupta N et al (2008) Necrotizing scleritis and peripheral ulcerative keratitis in a case of Sweet's syndrome found culture-positive for *Mycobacterium tuberculosis*. Ann Trop Med Parasitol 102(6):557–560
11. Zaborowski AG et al (2006) Primary tuberculous keratoconjunctivitis. Eye (Lond) 20(8): 978–979
12. Sheu SJ et al (2001) Ocular manifestations of tuberculosis. Ophthalmology 108(9): 1580–1585
13. John D, Daniel E (1999) Infectious keratitis in leprosy. Br J Ophthalmol 83(2):173–176
14. Trucksis MT, Dunn JM (2010) Mycobacterial diseases of the eye. In: Tasman Q, Jaeger EA (eds) Duane's Ophthalmology on DVD-ROM 2010 edition (foundations of clinical ophthalmology). Lippincott, Williams & Wilkins, New York
15. Biber JM, Kim JY (2011) Nontuberculous mycobacteria keratitis. In: Krachmer JH, Mannis MJ, Holland EJ (eds) Cornea: fundamental, diagnosis and management. Mosby, New York
16. Bullington RH Jr, Lanier JD, Font RL (1992) Nontuberculous mycobacterial keratitis. Report of two cases and review of the literature. Arch Ophthalmol 110(4):519–524
17. Lalitha P, Rathinam SR, Srinivasan M (2004) Ocular infections due to non-tuberculous mycobacteria. Indian J Med Microbiol 22(4):231–237
18. Chapin KC, Lauderdale T (2007) Reagents, stains and media: bacteriology. In: Murray PR (ed) Manual of clinical microbiology. ASM, Washington, DC
19. Hendry C et al (2009) Evaluation of a rapid fluorescent staining method for detection of mycobacteria in clinical specimens. J Clin Microbiol 47(4):1206–1208
20. Baylan O et al (2004) Evaluation of a new automated, rapid, colorimetric culture system using solid medium for laboratory diagnosis of tuberculosis and determination of anti-tuberculosis drug susceptibility. Int J Tuberc Lung Dis 8(6):772–777
21. Neonakis IK et al (2008) Molecular diagnostic tools in mycobacteriology. J Microbiol Methods 75(1):1–11
22. VIncent V, Gutierrez C (2007) Mycobacterium: laboratory characteristics of slowly growing mycobacteria. In: Murray PR (ed) Manual of clinical microbiology. ASM Press, Washington, DC
23. Lefmann M et al (2006) Evaluation of peptide nucleic acid-fluorescence in situ hybridization for identification of clinically relevant mycobacteria in clinical specimens and tissue sections. J Clin Microbiol 44(10):3760–3767
24. Giger O (2007) Mycobacterium tuberculosis and other nonthuberculous mycobacteria. In: Mahon CR, Lehman DC, Manuselis G (eds) Textbook of diagnostic microbiology. Saunders Elsevier, Maryland Heights
25. Tuohy MJ et al (2005) Pyrosequencing as a tool for the identification of common isolates of *Mycobacterium* sp. Diagn Microbiol Infect Dis 51(4):245–250
26. Galor A et al (2007) Rapid species determination of nocardia keratitis using pyrosequencing technology. Am J Ophthalmol 143(1):182–183
27. Chandra NS et al (2001) Cluster of *Mycobacterium chelonae* keratitis cases following laser in-situ keratomileusis. Am J Ophthalmol 132(6):819–830
28. Fulcher SF et al (2002) Delayed-onset mycobacterial keratitis after LASIK. Cornea 21(6): 546–554
29. Chung MS et al (2000) *Mycobacterium chelonae* keratitis after laser in situ keratomileusis successfully treated with medical therapy and flap removal. Am J Ophthalmol 129(3): 382–384
30. de la Cruz J, Pineda R 2nd (2007) LASIK-associated atypical mycobacteria keratitis: a case

report and review of the literature. Int Ophthalmol Clin 47(2):73–84
31. Moshirfar M, Meyer JJ, Espandar L (2007) Fourth-generation fluoroquinolone-resistant myco-bacterial keratitis after laser in situ keratomileusis. J Cataract Refract Surg 33(11):1978–1981
32. Perez-Balbuena AL (2010) Atypical mycobacterium keratitis associated with penetrating ker-atoplasty: case report of successful therapy with topical gatifloxacin 0.3%. Cornea 29(4): 468–470
33. Sampaio JL et al (2006) An outbreak of keratitis caused by *Mycobacterium immunogenum*. J Clin Microbiol 44(9):3201–3207
34. Seo KY et al (2002) Non-tuberculous mycobacterial keratitis at the interface after laser in situ keratomileusis. J Refract Surg 18(1):81–85
35. Van Der Beek MT, Bernards AT, Lapid-Gortzak R (2008) *Mycobacterium chelonae* keratitis in a patient with Sjogren's syndrome. Eur J Ophthalmol 18(2):294–296
36. Yamamoto A (2010) *Mycobacterium abscessus* corneal ulcer following sutured clear corneal cataract incision. Jpn J Ophthalmol 54(5):499–500
37. Gelender H et al (2000) Mycobacterium keratitis after laser in situ keratomileusis. J Refract Surg 16(2):191–195
38. Hu FR (1995) Extensive lamellar keratectomy for treatment of nontuberculous mycobacterial keratitis. Am J Ophthalmol 120(1):47–54
39. Srinivasan M, Prajna L, Prajna NV (2005) A cluster of cases of *Mycobacterium chelonei* kera-titis following penetrating keratoplasty. Indian J Ophthalmol 53(1):67–68
40. Becero F et al (2002) Keratitis due to *Mycobacterium chelonae* after refractive surgery with LASIK. Enferm Infecc Microbiol Clin 20(1):44–45
41. Griffith DE et al (2007) An official ATS/IDSA statement: diagnosis, treatment, and prevention of nontuberculous mycobacterial diseases. Am J Respir Crit Care Med 175(4):367–416
42. Brown-Elliott BA, Wallace RJ Jr (2002) Clinical and taxonomic status of pathogenic non-pigmented or late-pigmenting rapidly growing mycobacteria. Clin Microbiol Rev 15(4): 716–746
43. Brown-Elliott BA et al (2002) Comparison of in vitro activities of gatifloxacin and ciprofloxacin against four taxa of rapidly growing mycobacteria. Antimicrob Agents Chemother 46(10): 3283–3285
44. Dalovisio JR, Pankey GA (1978) In vitro susceptiiblity of *Mycobacterium fortuitum* and *Mycobacterium chelonei* to amikacin. J Infect Dis 137(3):318–321
45. Fernandez-Roblas R et al (2000) In vitro susceptibilities of rapidly growing mycobacteria to telithromycin (HMR 3647) and seven other antimicrobials. Antimicrob Agents Chemother 44(1):181–182
46. Hu FR et al (1997) The antimicrobial susceptibility of *Mycobacterium chelonae* isolated from corneal ulcer. Curr Eye Res 16(10):1056–1060
47. Reddy AK (2010) In vitro antibiotic susceptibility of rapidly growing nontuberculous myco-bacteria isolated from patients with microbial keratitis. Curr Eye Res 35(3):225–229
48. Yang SC et al (2003) High prevalence of antimicrobial resistance in rapidly growing mycobac-teria in Taiwan. Antimicrob Agents Chemother 47(6):1958–1962
49. Hofling-Lima AL et al (2005) In vitro activity of fluoroquinolones against *Mycobacterium abscessus* and *Mycobacterium chelonae* causing infectious keratitis after LASIK in Brazil. Cornea 24(6):730–734
50. Hamam RN et al (2006) Recalcitrant post-LASIK *Mycobacterium chelonae* keratitis eradi-cated after the use of fourth-generation fluoroquinolone. Ophthalmology 113(6):950–954
51. Hu FR, Luh KT (1998) Topical ciprofloxacin for treating nontuberculous mycobacterial kera-titis. Ophthalmology 105(2):269–272
52. Bottone EJ, Cho KW (2005) *Mycobacterium chelonae* keratitis: elucidation of diagnosis through evaluation of smears of fluid from patient's contact lens care system. Cornea 24(3):

356–358

53. David DB (1999) *Mycobacterium marinum* keratitis: pigmentation a clue to diagnosis. Eye (Lond) 13(Pt 3a):377–379

54. Matoba AY et al (1993) Combination drug testing of *Mycobacterium chelonae*. Invest Ophthalmol Vis Sci 34(9):2786–2789

55. Hu FR, Wang IJ (1998) Comparison of topical antibiotics for treating *Mycobacterium chelonae* keratitis in a rabbit model. Curr Eye Res 17(5):478–482

56. Wallace RJ Jr et al (2002) Comparison of the in vitro activity of the glycylcycline tigecycline (formerly GAR-936) with those of tetracycline, minocycline, and doxycycline against isolates of nontuberculous mycobacteria. Antimicrob Agents Chemother 46(10):3164–3167

57. Abshire R et al (2004) Topical antibacterial therapy for mycobacterial keratitis: potential for surgical prophylaxis and treatment. Clin Ther 26(2):191–196

58. Gayathri R (2010) Antibiotic susceptibility pattern of rapidly growing mycobacteria. J Postgrad Med 56(2):76–78

59. de la Cruz J, Behlau I, Pineda R (2007) Atypical mycobacteria keratitis after laser in situ keratomileusis unresponsive to fourth-generation fluoroquinolone therapy. J Cataract Refract Surg 33(7):1318–1321

60. Vera-Cabrera L et al (2006) In vitro activities of the novel oxazolidinones DA-7867 and DA-7157 against rapidly and slowly growing mycobacteria. Antimicrob Agents Chemother 50(12):4027–4029

61. Wallace RJ Jr et al (2001) Activities of linezolid against rapidly growing mycobacteria. Antimicrob Agents Chemother 45(3):764–767

62. Rastogi N (2000) In vitro activities of the ketolides telithromycin (HMR 3647) and HMR 3004 compared to those of clarithromycin against slowly growing mycobacteria at pHs 6.8 and 7.4. Antimicrob Agents Chemother 44(10):2848–2852

63. Fernandez-Roblas R et al (2008) In vitro activities of tigecycline and 10 other antimicrobials against nonpigmented rapidly growing mycobacteria. Antimicrob Agents Chemother 52(11):4184–4186

64. Martin-de-Hijas NZ et al (2008) Usefulness of the Etest for studying tigecycline susceptibility of non-pigmented rapidly growing mycobacteria. Int J Antimicrob Agents 32(4):366–367

65. Ausina V et al (1986) In vitro activity of clofazimine against rapidly growing nonchromogenic mycobacteria. Antimicrob Agents Chemother 29(5):951–952

66. Ellis BP, Cruickshank JG (1976) Letter: topical clofazimine and atypical mycobacteria. S Afr Med J 50(20):759

67. Shen GH (2010) High efficacy of clofazimine and its synergistic effect with amikacin against rapidly growing mycobacteria. Int J Antimicrob Agents 35(4):400–404

68. Haas W (2010) Bactericidal activity of besifloxacin against staphylococci, *Streptococcus pneumoniae* and *Haemophilus influenzae*. J Antimicrob Chemother 65(7):1441–1447

69. Zhang JZ, Ward KW (2008) Besifloxacin, a novel fluoroquinolone antimicrobial agent, exhibits potent inhibition of pro-inflammatory cytokines in human THP-1 monocytes. J Antimicrob Chemother 61(1):111–116

70. Chung SH et al (2006) *Mycobacterium abscessus* keratitis after LASIK with IntraLase femtosecond laser. Ophthalmologica 220(4):277–280

71. Lois N, Perez del Molino ML (1995) *Mycobacterium chelonae* keratitis: resolution after debridement and presoaked collagen shields. Cornea 14(5):536–539

72. Susiyanti M, Mehta JS, Tan DT (2007) Bilateral deep anterior lamellar keratoplasty for the management of bilateral post-LASIK mycobacterial keratitis. J Cataract Refract Surg 33(9):1641–1643

73. Makdoumi K, Mortensen J, Crafoord S (2010) Infectious keratitis treated with corneal cross-

linking. Cornea 29(12):1353–1358

74. Micelli Ferrari T (2009) *Escherichia coli* keratitis treated with ultraviolet A/riboflavin corneal cross-linking: a case report. Eur J Ophthalmol 19(2):295–297

75. Pollhammer M, Cursiefen C (2009) Bacterial keratitis early after corneal crosslinking with riboflavin and ultraviolet-A. J Cataract Refract Surg 35(3):588–589

76. Sharma N (2010) Pseudomonas keratitis after collagen crosslinking for keratoconus: case report and review of literature. J Cataract Refract Surg 36(3):517–520

细菌性角膜炎抗菌药物治疗新进展

第 **2** 章

H.Sueke, J.Shankar, T.J. Neal, M.Horsburgh, R. Gilbert, Stephen B. Kaye

核心内容

- 细菌性角膜炎治疗的关键在于病原微生物的鉴别与抗菌药物的恰当选择。
- 抗菌药物的初始选择应该遵循两方面原则：

(i) 根据临床表现和实验室检查结果(细菌谱和抗菌药物敏感性研究)，总结分析出最可能的致病菌。

(ii)药代动力学与药效动力学的相关知识。

- 治疗方案的调整应基于：

(i) 明确细菌种类。

(ii) 药物敏感性试验。

(iii) 临床反应。

- 抗菌药物的联合使用应遵循这样的组合：

(i) 能产生协同效应。

(ii) 对可疑致病菌或分离出的菌群具有敏感性。

- 虽然多种抗菌药物联合应用可以扩大抗菌谱范围，但如果相互间产生拮抗抑制，应禁止联合使用。

- 宿主因素和致病菌因素及其相互作用对疾病的临床预后起着至关重要的作用：

(i) 识别宿主的致病风险因素，如眼表疾病。

(ii) 保留分离的菌种病并研究细菌菌株的毒力因子。

- 宿主因素与致病菌因素间相互配合、相互作用产生的临床表现取决于患者间的个体差异。将来对疾病复发的治疗应根据宿主因素与致病菌因素在个体致病过程中所起作用的不同而采取差异化治疗措施。如慢性睑板腺炎的患者会出现反复发作的金葡菌感染性角膜溃疡,甚至感染会累及鼻腔。
- 新型抗菌药物包括贝西沙星、美罗培南、替加环素、利奈唑胺。

引言

理想的细菌性角膜炎治疗方案的选择依赖于致病菌的确定和抗菌药物的恰当选择。对于抗菌药物的初始选择,可根据临床表现和实验室检查结果(细菌谱和抗菌药物研究)来判断分析出最可能的致病菌以及根据药代动力学和药效动力学知识来决定。再根据细菌培养得到的明确致病菌种类、药敏试验以及临床疗效来调整治疗方案。另外,还要考虑到宿主和非抗菌毒性因素在临床疗效和复发风险方面所起的重要作用。

流行病学

细菌性角膜炎的流行病学特点随种族、角膜健康度、地理位置以及气候条件的不同而存在差异。在英国或美国北部这些温带地区,细菌性角膜溃疡的比例大于诸如印度南部等热带地区,该地区最常见的是真菌性角膜溃疡[1]。英国每年大约有6000例细菌性角膜炎患者(在利物浦或曼彻斯特这种规模的城市中,每年约有150例)。

视觉发病

细菌性角膜炎会导致角膜严重的炎症、变薄、变形、新生血管和瘢痕。瘢痕形成的增加和相应视力的减退与感染的严重程度密切相关。许多患者都需要较长时间的住院治疗。在英国,因细菌性角膜炎而行角膜移植手术治疗的比例约为8%(英国视觉组织顾问组致英国国民保健服务部门报告)。神经营养性角膜病变、单纯疱疹病毒性角膜炎、干燥综合征和佩戴接触镜引起的眼表损伤会对由相同致病菌引起的角膜溃疡的治疗产生不同的影响。

记录、图示

注重临床细节有助于识别病因学线索(角膜溃疡的性质)、宿主因素(眼表疾病的存在)以及监控临床反应。因此,精准地图示和记录眼表状态是极其重要的,同时还需要照片及明细图(图2-1[2])。

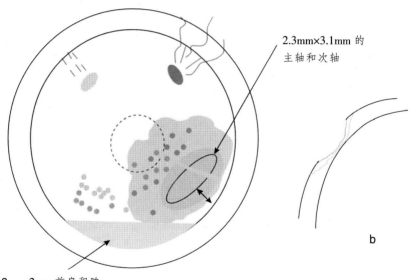

图 2-1　角膜溃疡图示(Adapted from Waring et al.[2])。(a)前后面;(b)溃疡横断面。黑色连续实线圆圈:角膜缘;外圈虚线:接触镜;蓝色阴影:基质水肿;蓝色点:上皮水肿;绿色点:点状角膜病变;绿色线:上皮缺损;红色虚直线:角膜新生血管;红色直线:深层基质血管;红色波浪线:浅层血管;灰色椭圆斑块:浅灰色为陈旧性瘢痕,深灰色为新生瘢痕;橙色点和褐色点:新生或陈旧性角膜沉着物;黄色阴影:前房积脓、角膜渗出和脓肿形成;棕色虚线圈:瞳孔。(见彩图)

给临床医生的提示

- 细菌性角膜炎往往会导致角膜瘢痕。
- 在对角膜溃疡患者的随访中，需要做好准确记录。

病因

细菌侵袭角膜的诱因包括外伤、接触镜的佩戴、眼表疾病[3,4]以及角膜表面异常[5]，这些同样是角膜炎复发的高危因素[6]。研究表明，虽然角膜炎的患者大多会有一个或多个诱因，但角膜接触镜佩戴是其中最主要的诱因之一[5,6]。Lam等[7]研究发现，佩戴接触镜时细菌性角膜炎的发生率是普通人群的6倍，研究同时指出铜绿假单胞菌的感染率也随佩戴接触镜人群的增加而上升。其中，长期佩戴接触镜者比佩戴一次性接触镜的人群有更高的细菌感染风险[3]。佩戴接触镜及其引起的细菌性角膜炎在发展中国家相对较少[4]。

给临床医生的提示

- 处理细菌性角膜炎时，必须考虑到宿主因素，因为它们可能是疾病复发的潜在诱因。
- 危险因素包括佩戴接触镜、眼表疾病、创伤以及干燥综合征。

病原菌

铜绿假单胞菌（革兰阴性杆菌）和金黄色葡萄球菌（革兰阳性球菌）是引起细菌性角膜溃疡的常见病原菌。尽管凝固酶阴性葡萄球菌（CNS）被认为是引起细菌性角膜炎的主要病原菌，但往往可以在结膜囊中找到[8,9]，而且它们在疾病中的主要作用还不清楚。例如，最新研究指出，铜绿假单胞菌以及金黄色葡萄球菌性角膜炎的临床表现与其体外培养的敏感性成正相关，而凝固酶阴性葡萄球菌却并非如此[10]。尽管链球菌并不常见，但肺炎链球菌往往引起较严重的症状，甚至很大一部分会导致视力丧失[10]。因此，当怀疑是肺炎链球菌引起角膜炎时，应该立即进行治疗。

在不同地区对角膜炎致病菌种类进行了4个相似的研究,发现致病菌种类的比例存在着广泛的变异性(表2-1)。比如,革兰阳性菌致病比例的变异范围在56%~83%之间,而革兰阴性菌致病比例的变异范围在17%~44%之间。这种地域性差异或许可以归因于气候不同或者致病的危险因素不同,如接触镜的使用、外伤或合并其他眼部疾病。

表2-1　细菌性角膜炎致病菌种类比例的对比研究

抗菌剂	Sueke[11](英国)n=772	Tuft[12](英国)n=1312	Bourcier[8](法国)n=208	Bharati[13](印度)n=1109
革兰阳性菌				
凝固酶阴性葡萄球菌	26.9	/	48.1	17.4
甲氧西林敏感类	21.7	/	/	/
抗甲氧西林类	5.2	/	/	/
金黄色葡萄球菌	13.6	33.4	7.7	3.9
甲氧西林敏感类	12.4	/	/	/
抗甲氧西林类	1.2	/	/	/
链球菌属	12.6	19.0	9.2	42.4
肺炎链球菌	3.4	/	3.4	37.5
其他α-溶血性链球菌	7.8	/	5.8	4.4
β-溶血性链球菌 [a]	1.4	/	/	0.5
其他革兰阳性菌 [b]	4.4	3.5	17.8	6.3
革兰阳性菌小计	57.4	55.9	82.8	70.1
革兰阴性菌				
铜绿假单胞菌	20.9	24.8	10.1	18.0
肠杆菌属	13.4	8.5	6.3	1.1
沙雷菌属	4.4	3.0	5.3	0.1
克莱柏杆菌属	2.1	0.4	/	0.4
枸橼酸杆菌属	1.6	0.4	/	2.6
变形杆菌属	1.6	0.7	1.0	/
大肠埃希菌	1.2	0.6	/	/
肠杆菌属	1.0	2.1	/	0.8

(待续)

表2-1(续)　细菌性角膜炎致病菌种类比例的对比研究

抗菌剂	Sueke[11]（英国）n=772	Tuft[12]（英国）n=1312	Bourcier[9]（法国）n=208	Bharati[13]（印度）n=1109
摩氏摩根菌	0.1	/	/	0.5
泛菌属	0.1	/	/	/
其他	1.2	1.3	/	29.9
莫拉克斯菌属	2.6	5.9	0.5	/
嗜血杆菌属	1.4	2.2	/	/
其他革兰阴性菌 c	4.2	2.8	/	/
革兰阴性菌小计	42.5	44.2	16.9	20.9

a Lancefield 血清 A 型（0.3%），B 型（0.1%），C 型（0.3%），G 型（0.8%）。

b 棒状杆菌属（2.6%），芽孢杆菌属（1.7%），肠球菌属（0.9%），李斯特菌属（0.1%）。

c 不动杆菌属（1.2%），嗜麦芽寡养单胞菌（1.2%），奈瑟菌属（0.3%），巴斯特菌属（0.3%），气单胞菌属（0.1%），艾肯菌属（0.1%），土壤杆菌属（0.1%），产碱杆菌属（0.1%），甲基杆菌属（0.1%）。

给临床医生的提示

- 病原菌与宿主因素存在显著的地域差异性。
- 肺炎链球菌性角膜炎的预后最差，因此需要立即治疗。

角膜炎研究

对可疑角膜炎患者有诸多微生物学研究方法。传统方法包括将角膜刮片直接接种在不同的细菌培养基上。但对于部分不配合的患者，角膜刮片操作并非易事。从技术角度来讲，在琼脂平板上扩增培养微量的样本也并非易事：样本必须接种到琼脂糖表面以下，很多种新鲜培养基可能都不适合某一类菌属的培养；另外，非实验室设备也增加了外界污染的风险。这些问题都会阻碍眼科医生通过角膜刮片进行微生物诊断。McDonnell 等[14]研究发现，49%的眼科医师通常依靠经验来治疗角膜溃疡，而非通过确定病原体。Kaye 等[15]指出，将收集到的两份角膜刮片，一份用于涂片，另一份置于浓缩的培养基中扩增(如心脑浸液培养基),结果表明检测率与直接接种相似,没有明显的组织丢失。

聚合酶链反应(PCR)技术已经被用于细菌性角膜炎的诊断[16,17]。相对于传统培养方法,PCR技术有着更快、敏感度更高的优点;然而,其高敏感度会导致假阳性结果。尽管进一步比较两种技术优劣性的大样本研究对评估两者在细菌性角膜炎诊断中的地位必不可少,但目前将PCR技术用于患者普查似乎是合理的。

实验室诊断:药敏试验

局部使用抗生素是治疗细菌性角膜炎的主要方法。尽管局部用药应用广泛,但临床上抗生素的选择参考的却是全身感染的药物敏感性试验数据。最新研究[10]证实,细菌对药物的敏感性与临床预后相关。尽管指定抗生素的最小抑菌浓度与临床预后密切相关,但相关的参数往往依赖于某些特定种类的抗生素和细菌类型。

细菌的药物敏感性与耐药性

抗菌剂效力最基础的实验室检查是最低药物抑菌浓度(MIC),定义为抑制细菌过夜生长的最低抗生素浓度。通过与系列的标准MIC(基于抗菌药物在血清中可达到的且安全的药物浓度)相比较,MIC通常可用于测定药物敏感性与耐药性。这个标准由美国临床和实验室标准化委员会以及英国抗菌化学治疗学会(BSAC)共同制定。由于目前没有在眼部组织安全使用抗菌药物的药物浓度标准,因此必须谨慎使用抗菌剂。例如,Sueke等[11]发现,环丙沙星对于140个铜绿假单胞菌株的MIC范围是0.016~6.0mg/L。使用BSAC通过系统数据计算得出的1.0mg/L点状图,发现98%的菌株对于环丙沙星是敏感的。这种点状图可以用来比较另外3种氟喹诺酮类药物(图2-2)。MIC_{90}是描述抑制90%细菌生长的抗生素浓度,MIC_{50}则是描述抑制50%细菌生长的抗生素浓度。图2-3阐明了环丙沙星对于126个金黄色葡萄球菌株的最低抑制浓度。并在图表中注明了角膜和房水中的抗生素浓度。

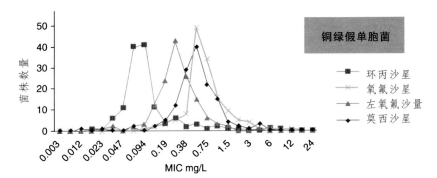

图 2-2　4 种喹诺酮类药物对从英国细菌性角膜炎患者中分离得到的 160 个铜绿假单胞菌菌株的最低抑菌浓度(mg/L)[11]。(见彩图)

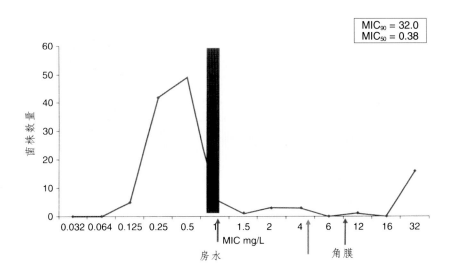

图 2-3　环丙沙星对从英国细菌性角膜炎患者中分离得到的 126 个金黄色葡萄球菌菌株的最低抑菌浓度(mg/L)[11]。图中标注了环丙沙星在房水和角膜中的浓度(红色箭头为化学浓度;绿色箭头为生物测定浓度)[18]。(见彩图)

治疗：抗生素

抗生素在角膜中应用的有效性取决于药效动力学与药代动力学两方面特性之间的关系。

药效动力学，即药物对于细菌的作用，往往通过最低药物抑菌浓度测量。药代动力学是药物通过机体的能力，故对于细菌性角膜炎治疗同样重要。抗生素局部应用和全身系统用药，往往在角膜和血清内可达到完全不同的浓度和生物利用率。药物的理化性质，如亲脂性、分子量、pH值以及在溶液中的稳定性都起到了重要作用。此外，角膜的理化特性和药物配方也决定药物穿透角膜的能力[19]。例如，环丙沙星的分子量是331(图2-4)，而替考拉宁的分子量是1907(图2-5)，这就可以解释为什么环丙沙星具有更好的角膜穿透力[18]。研究药效与药代动力之间的关系(或者称之为PK/PD分

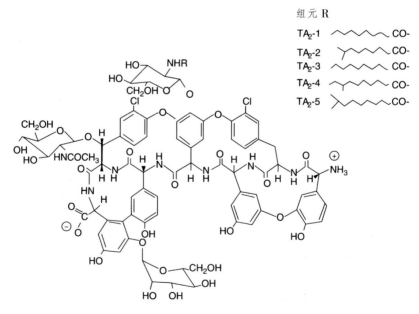

图 2-4 替考拉宁的分子结构：分子量 1907。

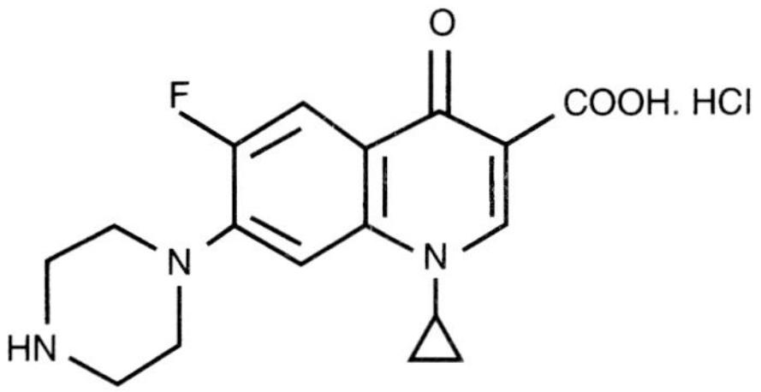

图 2-5 环丙沙星的分子结构:分子量 331。

析)有助于理解药物在实际应用中的作用方式。以环丙沙星和替考拉宁治疗细菌性角膜炎为例,Kaye等[10]通过比较抗生素的预计浓度(基于化学测量的组织内浓度)与生物活性(抗生素在组织中的活性)之间的不同,发现在角膜局部用药时,环丙沙星的化学浓度与生物活性之间存在巨大差异。

目前使用的抗生素

在处理细菌性角膜炎时,眼科医师有许多可供选择的抗生素。在选择抗生素时,要结合细菌培养和药敏试验结果,同时还要考虑到诸多因素,如细菌在当地的流行病学资料、药物价格以及药物毒性等。

氟喹诺酮类药物

20世纪90年代,随着抗菌药物分类的逐渐增加,氟喹诺酮类药物首次被认为对大多数革兰阳性菌和阴性菌有效, 并且几乎对角膜没有毒副作用[20]。氟喹诺酮的作用机制是抑制DNA合成过程中必不可少的两种酶,即DNA旋转酶(拓扑异构酶Ⅱ)和拓扑异构酶Ⅳ。第二代氟喹诺酮,即环丙沙星(见图2-4)和氧氟沙星,被广泛用于治疗细菌性角膜炎。它们对革兰阴性杆菌具有良好的抗菌作用,包括铜绿假单胞菌,对金黄色葡萄球菌中度敏感,而对于链球菌和肺炎双球菌几乎不敏感。尽管一代和二代的氟喹诺酮类药物在角膜炎的治疗上取得很好的效果, 但目前已经出现金黄色葡萄球菌[21]和铜绿假单胞菌对其耐药性逐渐增加的趋势[22]。

21世纪以来,研究者们对氟喹诺酮类药物进行了进一步的分子修饰,从而诞生了第三代氟喹诺酮——左氧氟沙星,以及第四代氟喹诺酮——

莫西沙星和加替沙星。第三代和第四代氟喹诺酮对革兰阳性菌较之前更为敏感，尤其是链球菌。然而不幸的是，这些新一代的氟喹诺酮并没有成为万能药，这归咎于耐药性的出现[23,24]（虽然是基于全身用药的散点图数据分析得出的这个结论）。Park等[25]的研究显示（也是全身用药时），2%的正常眼表菌群对莫西沙星耐药，而5%对加替沙星耐药。Sueke等[11]的研究显示，全身用药时有2%的角膜炎患者，其眼表所采集的金黄色葡萄球菌对莫西沙星耐药，而有16%对环丙沙星耐药。大量的药代动力学研究已经证实，相对于其他氟喹诺酮类药物，莫西沙星的角膜渗透性更好[26-28]。例如，在一个家兔眼内炎模型中[28]，在局部用药之后，左氧氟沙星的房水浓度是9.4mg/L，而莫西沙星是43.3mg/L。这可能是因为相比于其他氟喹诺酮类药物，莫西沙星具有更好的亲脂性。

氨基糖苷类抗生素

氨基糖苷类抗生素，诸如庆大霉素、妥布霉素经常用于治疗细菌性角膜炎。它们有非常广的抗菌谱，特别对于革兰阴性杆菌有效。氨基糖苷类抗生素作用在细菌的30S和50S核糖体亚单位并且产生一种无功能的70S，从而抑制蛋白质合成。氨基糖苷类抗生素有时能与革兰阳性抗生素联用。但是由于它们都有角膜毒副作用，因此临床上慎用[29]。

Sueke等[11]指出，全身用药时庆大霉素对金黄色葡萄球菌和铜绿假单胞菌有4%的耐药性；而阿米卡星对金黄色葡萄球菌没有耐药性，对铜绿假单胞菌有4%的耐药性。然而，由于结构的疏水性，庆大霉素的角膜穿透性较差。Baum等[30]指出，庆大霉素在滴眼1h后房水浓度只有1mg/L，低于全身应用时建议的最低药物抑菌浓度（MIC）。

头孢菌素

头孢菌素具有抗菌谱广的特点，包括对嗜血杆菌属亦有抗菌作用。头孢菌素与青霉素含有相似的β-内酰胺环，但对内酰胺酶更稳定，不易被破坏。头孢菌素能抑制细胞壁合成，并且患者外用时更易耐受。第一代头孢菌素包括头孢唑林，第二代头孢菌素有头孢呋辛，第三代头孢包括头孢他啶。目前对于疑似细菌性角膜炎的患者，临床上会经验性地采用头孢呋辛与氨基糖苷类药物联合治疗。在对金黄色葡萄球菌和铜绿假单胞菌的治疗中,头孢呋辛和头孢他啶具有较高的MIC,这意味着很有可能会产生耐药性。然而,全身治疗的研究数据并未证实这点。Jenkins等[31]研究发现,白内障手术患者外用头孢呋辛时,只有在角膜已经损伤时房水中头孢呋辛的浓度才会显著增高。这一研究表明,头孢呋辛的角膜渗透性较差,这可能归咎于头孢菌素类药物的疏水性。

其他抗生素

糖肽类抗生素,例如替考拉宁、万古霉素对于革兰阳性菌具有作用,包括耐甲氧西林和青霉素的葡萄球菌。它们与β-内酰胺抗生素的作用方式不同,在细菌细胞壁形成第二阶段抑制肽聚糖多聚体的合成。它们对于革兰阳性杆菌同样有效,但对革兰阴性菌具有耐药性。然而,糖肽类抗生素分子量大,正如前文所提及,对于完整的角膜上皮其角膜渗透性下降[18]。

> **对临床医生的提示**
> - 尽管新一代的氟喹诺酮类药物逐渐出现耐药性,但氟喹诺酮类药物对革兰阴性菌及大部分引起溃疡性角膜炎的革兰阳性菌具有良好的抗菌作用。
> - 替考拉宁或万古霉素对其他的革兰阳性菌有效。

现有药物和新型药物的发展

贝西沙星

贝西沙星是新型氟喹诺酮类外用抗生素,近年来被美国食品药品委员会(USFDA)证实可以用来治疗细菌性结膜炎[32]。贝西沙星对于需氧菌和厌氧菌均有较广的抗菌谱,可能是由于其分子结构C-8上存在环丙基团和氯取代基,从而提高了对DNA螺旋酶和拓扑异构酶Ⅳ的活性。贝西沙星对革兰阳性菌(金黄色葡萄球菌、肺炎链球菌、棒状杆菌和痤疮丙酸杆菌)以及革兰阴性菌(流感嗜血杆菌、莫拉菌属、大肠杆菌、淋球菌和铜绿假单胞菌)均有效。近年来的研究证实,贝西沙星在体外具有很好的药代动力学参数[33],而且在角膜炎动物模型中比第四代氟喹诺酮类抗生素更有效[34,35]。

替加环素

替加环素[36]是一种对于大多数革兰阳性和革兰阴性的需氧菌以及厌氧菌均有效的甘氨酰环抗生素,但对于铜绿假单胞菌的效果有限。甘氨酰环抗生素是抑菌剂,通过可逆性结合细菌的30S核糖体亚单位而抑制蛋白质合成。Sueke等[27]指出,在全身用药时替加环素对任何革兰阳性菌都没有耐药性,但对铜绿假单胞菌却完全耐药。然而,替加环素的角膜药代动力学并不完全清楚。

利奈唑烷

利奈唑烷[37]是首选的新型噁唑烷酮类抗生素,它是一种合成的化合物,对所有主要的革兰阳性菌有效而对革兰阴性菌无效。利奈唑烷通过结合50S核糖体亚单位阻止70S核糖体亚单位的合成,最终抑制细菌的核糖体蛋白合成。药代学研究通过角膜炎动物模型证实,利奈唑烷有良好的角膜穿透力且不存在毒性[38,39]。Sueke等[11]证实,革兰阳性菌群包括耐甲氧西林金黄色葡萄球菌对利奈唑烷没有耐药性。

美罗培南

美罗培南是广谱的碳青霉烯类抗生素[40],目前FDA已经批准其用于治疗皮肤感染、腹内感染以及细菌性脑膜炎。同其他碳青霉烯类抗生素一样,它是β-内酰胺类抗生素,通过抑制细菌细胞壁合成而发挥作用。其对于革兰阴性和阳性致病菌均有效,包括超广谱内酰胺类和产头孢菌素肠杆菌[11]。Sueke等[11]指出,美罗培南对于革兰阴性和阳性微生物均有广泛的抗菌谱,在全身用药时772种菌株中只有一种(铜绿假单胞菌)是有耐药性的。关于美罗培南在角膜的药代动力学并不清楚,但在兔眼内炎模型[41]中,玻璃体腔内的美罗培南不存在任何毒性。相似的研究证实,白内障术前静脉注射美罗培南,药物可渗透入前房内且无任何毒副作用[42]。

眼科用药发展的突破点:MIC(最小抑菌浓度)和抗菌药物临床疗效之间的相关性

　　目前已有充分证据表明,外用抗菌药物的最小抑菌浓度和细菌性角膜炎的临床治疗效果之间有相关性[10]。这种相关性在诸如铜绿假单胞菌和金黄色葡萄球菌这类致病菌中尤为显著。图2-6总结了Kaye等人[10]关于临床疗效和外用抗菌药物最小抑菌浓度之间关系的研究结果,其中临床疗效用溃疡大小与愈合时间的比值(HT/UA)作为衡量指标。这种多元线性模型体现了临床疗效和外用抗菌药物最小抑菌浓度之间的关系,虽然其相关性并不显著,但却具有统计学意义。氟喹诺酮的最小抑菌浓度和其

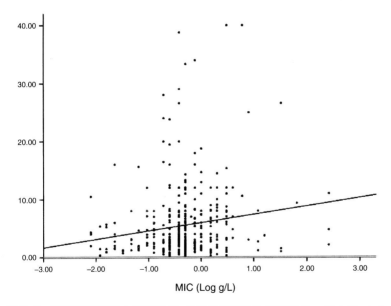

MIC (Log g/L)

图 2-6　临床疗效和最小抑菌浓度:外用抗菌药物和细菌菌株。纵坐标:愈合时间与溃疡大小的比值(HT/UA)(d/mm²);横坐标:Log MIC(最小抑菌浓度)(Log mg/L)。假设某种药物对致病菌敏感 HT/UA=3.5 天/mm²,则其相应的 MIC=0.1mg/L;假设某种药物对致病菌耐药 HT/UA=7 天/mm²,则其相应的 MIC=10mg/L[10]。

对假单胞菌属、金黄色葡萄球菌以及肠杆菌科的疗效具有显著相关性，而与其对链球菌或凝固酶阴性葡萄球菌的疗效并无统计学意义，这说明确定致病菌类型以及用于治疗的抗生素种类是很重要的。因此，最小抑菌浓度成为预判外用抗生素对细菌性角膜炎疗效的重要检测指标。

对临床医生的提示

● 最小抑菌浓度（MIC）定义：即抗菌药物抑制细菌过夜生长所需达到的最低浓度。

● 在铜绿假单胞杆菌和金黄色葡萄球菌性角膜炎中，临床疗效与最小抑菌浓度之间具有相关性。

联合治疗

相比单一抗生素治疗，抗生素联用能提供更广的抗菌谱，并能减少选择压力。随着引起细菌性角膜炎的金黄色葡萄球菌和铜绿假单胞菌的耐药性逐渐增强，抗生素联用对于氟喹诺酮类抗生素的作用尤为重要[9,2-24]。另一个常被忽视的原因是，抗生素联合应用不一定能拓宽抗菌谱但可以提高抑菌作用。尤其是抗生素联用治疗可以产生协同作用，比如青霉素与庆大霉素联合治疗肠球菌引起的心内膜炎[43,44]。这种协同效果可以解释为青霉素破坏了细菌的细胞壁从而提高了庆大霉素进入细菌体内的能力。相反，抗生素联用也可能产生拮抗作用，如氯霉素与青霉素联合用于治疗肺炎链球菌脑膜炎[45]。引起这种拮抗作用的原因可能是，青霉菌需要分裂和增殖后才具有阻碍细菌细胞壁合成的功效，但氯霉素作为一种抑菌剂抑制了青霉菌的生长。因此，很重要的一点是，如果可能产生相互抑制或者拮抗作用时，应避免抗生素联合使用。最近抗生素联用治疗细菌性角膜炎的体外研究[46]证实，美罗培南与环丙沙星对于金黄色葡萄球菌和铜绿假单胞菌具有协同或相加作用。此外，替考拉宁与美罗培南、环丙沙星或者莫西沙星联用对金黄色葡萄球菌同样具有协同或相加作用。

角膜给药方式

目前最常用的角膜给药方式是滴眼液、乳剂或者悬液局部滴眼。但这种传统的给药方式可能在药代学和药物动力学方面转运效率较低,从而导致治疗细菌性角膜炎的效果并不理想。此外,眼部红肿伴疼痛以及大量泪液分泌会增加药物滴眼的难度。同时,在住院治疗时通常需要频繁给药(间隔15min),即便夜间也需要给药。因此,药物的给药方式需要重新选择。

新型角膜给药方式

目前,许多研究[47,48]正在寻找在角膜炎治疗中抗生素给药的可替代方式。各种各样的给药装置被试用于角膜炎的治疗,主要分为两类:基质和药库。基质给药是将药物通过一个可降解的聚合物支架植入,比如Lacrisert[49]。药库给药是将药物储存在用非降解材料制成的储药载体中,如胶原膜。此外药物渗透过角膜的能力可以通过加入纳米微粒等改变药物的理化性质来加以提高,或者使用前体药物以及黏膜附着剂等。

给临床医生的提示
- 角膜炎传统治疗药物的耐药性推动了细菌性角膜炎治疗新策略的发展。
- 目前,新型抗生素如贝西沙星、替加环素、美罗培南和利奈唑胺还处于临床观察阶段。
- 抗生素联用以及新型给药方式的应用将会大大提高抗菌药物的临床疗效。

小结

虽然目前已经证实,外用药物的MIC(最小抑菌浓度)与临床疗效相关且具有统计学意义,但这种相关性相对较小(c=14%)。其他的致病菌和宿主因素对整个感染过程会产生重要影响。在此需要强调的是,虽然从角膜炎患者眼部采集的绝大多数致病菌对指定药物均敏感, 但实际上临床疗效却远不如预期。尽管眼科药敏试验可以较好地预测局部抗菌药物对角膜炎的疗效,但宿主与细菌之间的相互作用才是决定预后的关键因素。这点在金黄色葡萄球菌性角膜炎中尤为突出, 在英国社区中有超过31%的角膜炎病例伴有眼表金黄色葡萄球菌感染。这就促使我们针对细菌与宿主相互作用寻找新的治疗药物,并采用新的给药方式,以减少局部抗生素的频繁点眼。

参考文献

1. Bharathi MJ et al (2007) Microbial keratitis in South India: influence of risk factors, climate, and geographical variation. Ophthalmic Epidemiol 14(2):61–69
2. Waring GO, Laibson PR (1977) A systematic method of drawing corneal pathologic conditions. Arch Ophthalmol 95(5):1540–1542
3. Liesegang TJ (1997) Contact lens-related microbial keratitis: part I: epidemiology. Cornea 16(2):125–131
4. Sharma S et al (2003) Trends in contact lens-associated microbial keratitis in Southern India. Ophthalmology 110(1):138–143
5. Bourcier T et al (2003) Bacterial keratitis: predisposing factors, clinical and microbiological review of 300 cases. Br J Ophthalmol 87(7):834–838
6. Schaefer F et al (2001) Bacterial keratitis: a prospective clinical and microbiological study. Br J Ophthalmol 85(7):842–847
7. Lam DS et al (2002) Incidence and risk factors for microbial keratitis in Hong Kong: comparison with Europe and North America. Eye (Lond) 16(5):608–618
8. Fahmy JA, Moller S, Bentzon MW (1974) Bacterial flora of the normal conjunctiva. I. Topographical distribution. Acta Ophthalmol (Copenh) 52(6):786–800
9. Fukuda M et al (2002) Methicillin-resistant *Staphylococcus aureus* and methicillin-resistant coagulase-negative *Staphylococcus* ocular surface infection efficacy of chloramphenicol eye drops. Cornea 21(7 Suppl):S86–S89
10. Kaye S et al (2010) Bacterial susceptibility to topical antimicrobials and clinical outcome in bacterial keratitis. Invest Ophthalmol Vis Sci 51(1):362–368
11. Sueke H et al (2010) Minimum inhibitory concentrations of standard and novel antimicrobials for isolates from bacterial keratitis. Invest Ophthalmol Vis Sci 51(5):2519–2524
12. Tuft SJ, Matheson M (2000) In vitro antibiotic resistance in bacterial keratitis in London. Br J Ophthalmol 84(7):687–691
13. Bharathi MJ et al (2003) Epidemiology of bacterial keratitis in a referral centre in south India. Indian J Med Microbiol 21(4):239–245
14. McDonnell PJ (1996) Empirical or culture-guided therapy for microbial keratitis? A plea for data. Arch Ophthalmol 114(1):84–87
15. Kaye SB et al (2003) Simplifying collection of corneal specimens in cases of suspected bacterial keratitis. J Clin Microbiol 41(7):3192–3197

16. Itahashi M et al (2010) Detection and quantification of pathogenic bacteria and fungi using real-time polymerase chain reaction by cycling probe in patients with corneal ulcer. Arch Ophthalmol 128(5):535–540

17. Subrayan V et al (2010) Assessment of polymerase chain reaction in the detection of *Pseudomonas aeruginosa* in contact lens-induced severe infectious keratitis. Eye Contact Lens 36(4):201–203

18. Kaye SB et al (2009) Concentration and bioavailability of ciprofloxacin and teicoplanin in the cornea. Invest Ophthalmol Vis Sci 50(7):3176–3184

19. Urtti A (2006) Challenges and obstacles of ocular pharmacokinetics and drug delivery. Adv Drug Deliv Rev 58(11):1131–1135

20. Baum J, Barza M (2000) The evolution of antibiotic therapy for bacterial conjunctivitis and keratitis: 1970–2000. Cornea 19(5):659–672

21. Goldstein MH, Kowalski RP, Gordon YJ (1999) Emerging fluoroquinolone resistance in bacterial keratitis: a 5-year review. Ophthalmology 106(7):1313–1318

22. Garg P, Sharma S, Rao GN (1999) Ciprofloxacin-resistant *Pseudomonas* keratitis. Ophthalmology 106(7):1319–1323

23. Moshirfar M et al (2006) Fourth-generation fluoroquinolone-resistant bacterial keratitis after refractive surgery. J Cataract Refract Surg 32(3):515–518

24. Jhanji V et al (2007) Fourth-generation fluoroquinolone-resistant bacterial keratitis. J Cataract Refract Surg 33(8):1488–1489

25. Park SH et al (2009) The resistance patterns of normal ocular bacterial flora to 4 fluoroquinolone antibiotics. Cornea 28(1):68–72

26. Kim DH, Stark WJ, O'Brien TP (2005) Ocular penetration of moxifloxacin 0.5% and gatifloxacin 0.3% ophthalmic solutions into the aqueous humor following topical administration prior to routine cataract surgery. Curr Med Res Opin 21(1):93–94

27. Sugioka K et al (2009) Intraocular penetration of sequentially instilled topical moxifloxacin, gatifloxacin, and levofloxacin. Clin Ophthalmol 3:553–557

28. Yagci R et al (2007) Penetration of second-, third-, and fourth-generation topical fluoroquinolone into aqueous and vitreous humour in a rabbit endophthalmitis model. Eye (Lond) 21(7): 990–994

29. Alfonso EC et al (1990) In vitro toxicity of gentamicin to corneal epithelial cells. Cornea 9(1):55–61

30. Baum J (1982) Treatment of bacterial ulcers of the cornea in the rabbit: a comparison of administration by eye drops and subconjunctival injections. Trans Am Ophthalmol Soc 80:369–390

31. Jenkins CD et al (1996) Comparative intraocular penetration of topical and injected cefuroxime. Br J Ophthalmol 80(8):685–688

32. Karpecki P (2009) Besifloxacin ophthalmic suspension 0.6% in patients with bacterial conjunctivitis: a multicenter, prospective, randomized, double-masked, vehicle-controlled, 5-day efficacy and safety study. Clin Ther 31(3):514–526

33. Proksch JW et al (2009) Ocular pharmacokinetics of besifloxacin following topical administration to rabbits, monkeys, and humans. J Ocul Pharmacol Ther 25(4):335–344

34. Sanders ME et al (2011) Comparison of besifloxacin, gatifloxacin, and moxifloxacin against strains of *Pseudomonas aeruginosa* with different quinolone susceptibility patterns in a rabbit model of keratitis. Cornea 30(1):83–90

35. Sanders ME et al (2009) Efficacy of besifloxacin in a rabbit model of methicillin-resistant *Staphylococcus aureus* keratitis. Cornea 28(9):1055–1060

36. Pankey GA (2005) Tigecycline. J Antimicrob Chemother 56(3):470–480

37. Moellering RC (2003) Linezolid: the first oxazolidinone antimicrobial. Ann Intern Med 138(2):135–142

38. Ekdawi NS (2005) Topical linezolid in *Streptococcus pneumoniae* corneal ulcer model in rab-

bits. Invest Ophthalmol Vis Sci 46(5):4910
39. Saleh M (2010) Ocular penetration of topically applied linezolid in a rabbit model. J Cataract Refract Surg 36(3):488–492
40. Baldwin CM, Lyseng-Williamson KA, Keam SJ (2008) Meropenem: a review of its use in the treatment of serious bacterial infections. Drugs 68(6):803–838
41. Manav C (2004) Comparison of intravitreal ceftazidime and meropenem in treatment of experimental pseudomonal posttraumatic endophthalmitis in a rabbit model. J Appl Res 4(2):337–345
42. Schauersberger J et al (1999) Penetration and decay of meropenem into the human aqueous humor and vitreous. J Ocul Pharmacol Ther 15(5):439–445
43. Moellering RC Jr, Wennersten C, Weinberg AN (1971) Synergy of penicillin and gentamicin against Enterococci. J Infect Dis 124(Suppl):S207–S209
44. Winstanley TG, Hastings JG (1990) Synergy between penicillin and gentamicin against enterococci. J Antimicrob Chemother 25(4):551–560
45. Friedland IR, Klugman KP (1992) Failure of chloramphenicol therapy in penicillin-resistant pneumococcal meningitis. Lancet 339(8790):405–408
46. Sueke H et al (2010) An in vitro investigation of synergy or antagonism between antimicrobial combinations against isolates from bacterial keratitis. Invest Ophthalmol Vis Sci 51(8): 4151–4155
47. Kearns VR, Williams RL (2009) Drug delivery systems for the eye. Expert Rev Med Devices 6(3):277–290
48. Behar-Cohen F (2002) Drug delivery systems to target the anterior segment of the eye: fundamental bases and clinical applications. J Fr Ophtalmol 25(5):537–544
49. Luchs JI, Nelinson DS, Macy JI (2010) Efficacy of hydroxypropyl cellulose ophthalmic inserts (LACRISERT) in subsets of patients with dry eye syndrome: findings from a patient registry. Cornea 29(12):1417–1427

圆锥角膜的遗传学研究　第 **3** 章

Colin E. Willoughby，Judith Lechner

引言

　　遗传学分析方法的进展推动了角膜营养不良其IC3D分类的不断完善。通过遗传分析发现，角膜营养不良同时存在遗传异质性和表型异质性，即不同的基因(细胞角蛋白3和细胞角蛋白12)可引起角膜相同的表型(Meesmann 营养不良)；而单个基因(转化生长因子β诱导基因TGFBI)发生不同突变时，产生不同的表型(Reis-Bucklers 角膜营养不良、Thiel-Behnke角膜营养不良、1型和2型颗粒状角膜营养不良和1型格子状角膜营养不良)[1]。但是，从基因视角深入研究圆锥角膜的致病基因，其进展相对较缓慢。虽然角膜基质环植入术和胶原交联术已应用于圆锥角膜的临床治疗，但圆锥角膜严重影响患者生活质量。在英国和美国，每年因圆锥角膜而行角膜移植术的患者均占其总角膜移植例数(2500 例和 32 000 例)的 25%[2]。因潜在的生物化学和细胞学机制仍不明确，限制了治疗圆锥角膜方法和技术的革新，因此必须先深入研究其发病机制。不过，现已有大量的证据表明圆锥角膜存在一定的遗传性。

圆锥角膜是一种遗传性疾病吗？

　　有大量研究表明，遗传因素参与圆锥角膜的进展。圆锥角膜有明显的家族遗传倾向。据悉，6%~10%[3-5]的圆锥角膜患者有阳性家族史，部分人群家族史的阳性率甚至高达 23.5%[6]。圆锥角膜患者的一代直系亲属的患病率预计达 3.34%,是正常人群患病率(0.05%~0.23%)的 15~67 倍[7]。大量研究发现,圆锥角膜的遗传方式为常染色体显性遗传伴不完全外显性或可变表现度[4, 8-12]。低表现度的圆锥角膜定义为亚临床或顿挫型圆锥角膜,仅在通过角膜地形图检测圆锥角膜患者的亲属中发现该类型的圆锥角膜[13, 14]。而同血缘人群的研究结果显示,现圆锥角膜亦存在隐性遗传方式[15, 16]。此外,在一个多种族人群基因模型的调查中发现,隐性遗传缺陷是最简单的基因模型[7]。仅一篇文献报道,圆锥角膜存在X连锁遗传[17]。双生子在疾病的遗传学研究进展中起重要作用:同卵双生子比异卵双生子、非双生子有更高的遗传一致性, 这说明圆锥角膜的病因与遗传因素的相关性明显强于环境因素。但是在理想条件下,应该用基因分型来确定结合子的形式。大部分的研究通过角膜地形图证实了同卵双生子中圆锥角膜的发生有更高的一致性,此后,遗传因素对圆锥角膜进展的作用也引起重视[18-20]。圆锥角膜多为单发的、散发的,但可能与多种单基因疾病和染色体数目异常相关[3]。在21-三体综合征的患者中,圆锥角膜的发病率为0.5%~15%,是正常人群发生率的10~300倍, 从而提示圆锥角膜的基因位点可能存在于21号染色体上[21, 22]。

通过候选基因测序和遗传图谱确定圆锥角膜的遗传基础。由于目前发病机制尚不明确,候选基因可以通过基因的功能或其生物信息来确定,或者通过遗传图谱和连锁分析进行已知定位克隆。遗传图谱是一种强大的研究方法,预先不假设任何致病基因,利用它来确定未知功能或看似不可能相关的基因。

圆锥角膜的候选基因突变筛查

视觉系统同源基因1(VSX1)

Héon等人[23]用基因连锁分析的方法将角膜后部多形性营养不良-1(PPCD1)的主要致病基因定位于染色体20p11-q11上,并且随后证实PPCD1和圆锥角膜都存在VSX1基因的突变。Héon等人早期有研究圆锥角膜合并

PPCD的病例,推测VSX1基因可能参与圆锥角膜的发病[24]。随着这个观点的提出,VSX1基因突变对圆锥角膜的影响引起了很多争论。由于在一些圆锥角膜患者群体中没有检测到VSX1基因突变[25-27];并且在对VSX1基因敲除小鼠进行角膜组织学分析时,没有发现圆锥角膜的表型[28];同时,虽然早期有文献报道,在正常成人角膜上发现VSX1基因的表达[29],但是后续的研究发现,在正常角膜和圆锥角膜患者的角膜上都没有检测到VSX1基因的表达[24,30,31],因此,VSX1基因的突变对圆锥角膜的影响受到质疑。然而,最近有报道称,在鼠类和人新生儿角膜上检测到VSX1基因的表达[32-34]。因为VSX1参与角膜损伤修复过程中基质细胞分化为成纤维细胞[35],而成纤维细胞又可能与圆锥角膜的发病相关。

VSX1属于同源异型结构域(HD)蛋白的类似配对亚家族。这个家族的同源异型结构域与果蝇配对蛋白的同源异型结构域(HD)相关。VSX1还包含一个高度保守的CVC结构域,对转录调节有着必不可少的作用(CVC取自最初发现此基因的小鼠Chx10、金鱼Vsx1和线虫Ceh-10)[29]。VSX1基因在胚胎的颅面部、成人视网膜和角膜表达。配对样同源异型结构域蛋白影响颅面部和眼球的发育[28,29,32,36]。先前认为VSX1基因含有5个外显子,随后在原始VSX1基因序列的下游发现了两个新的外显子。目前认为,VSX1基因含有7个外显子和通过复杂的剪接产生6个转录片段[34]。

在基因测序研究中,确定基因的致病性需判定变异是有害的和致病的,即突变。在种族匹配对照人群中,不存在该突变(如果存在,该变异是多态性的)。如果是家族性研究,家族内应该存在致病突变的共分离现象(发病成员携带致病突变,正常成员不存在突变)。基于氨基酸的保守性、结构和生化功能,使用生物信息学也可以来预测基因突变的致病性。最终检测证明变异序列在疾病发病机制中的功能和病理作用。例如,Héon等人[24]报道了VSX1基因的 Arg166Trp突变与圆锥角膜同源结构域的功能相关。

大量研究[24-27,37-44]报道了在圆锥角膜患者中发现的VSX1基因的变异(表3-1)。其中有些变异被认为是致病性突变,但随后的研究数据或者重新评估原始数据后发现这些变异具有多态性。迄今为止,在1000多例圆锥角膜患者中发现VSX1存在12个突变位点。根据已有的数据,对VSX1基因的12个突变位点进行严格评价,最后仅以下6个变异序列具有致病性(表3-1):

表 3-1　散在和家族性圆锥形角膜患者中 VSX1 序列变异的报道

变异位点	种族	圆锥角膜患者筛查	家族病例中分离	对照组分离	作者	作者分类	分类
Leu17Pro	意大利人	3/100	分离	0/125	Bisceglia 等[37]	突变	突变
Asp144Glu	未明确	1/63	不确定	0/277a	Héon 等[24]	多形性	多形性
Asp144Glu	意大利人	2/80	不确定	0/125	Bisceglia 等[37]	突变	突变
Asp144Glu	混血	1/100	未分离	0/?b	Aldave 等[25]	多形性	突变
Asp144Glu		1/85		0/50	Liskova 等[38]	多形性	突变
Asp144Glu	斯洛文尼亚人	1/113	当前	1/100	Stabuc-Silih 等[39]	突变	突变
Asp144Glu	德系犹太人	1 家人	当前	1/104	Eran 等[40]	突变	突变
Asn151Ser	北欧人	1/66	未分离	0/100	Dash 等[41]	多形性	
Leu159Met	韩国人	1/249	散在	0/208	Mok 等[42]	突变	突变
Leu159Met	未明确	1/63	不确定	0/277	Héon 等[24]	突变	突变
Leu159Met	未明确	0/77	散在	1/71	Tang 等[26]	多形性	多形性
Leu159Met	未明确	来自 75 个家族的 444 人：3 个圆锥角膜患者和 2 个正常人发生突变	散在		Tang 等[26]	多形性	多形性
Gly160Asp	意大利人	2/80	不确定	0/125	Bisceglia 等[37]	突变	突变
Gly160Asp	北欧人	2/66	散在	0/100	Dash 等[41]	潜在致病	
Gly160Val	韩国人	13/249	散在	0/208	Mok 等[42]	突变	突变
Arg166Trp	未明确	1/63	散在	0/277	Héon 等[24]	突变	突变
Gln175His	北印度人	1/66	缺失	0/100	Paliwal 等[43]	多形性	多形性
Arg217His	北欧人	1/66	散在	22/100	Dash 等[41]	多形性	多形性
Arg217His	北印度人	1/50	散在	0/50	Tanwar 等[44]	多形性	多形性
Pro237Pro	北印度人	18/50	分离	15/50	Tanwar 等[44]	多形性	多形性
His244Arg	未明确	1/63	散在	2/277	Héon 等[24]	突变	
His244Arg	未明确	来自 75 个家族的 444 人：3 个圆锥角膜患者和 2 个正常人发生突变	散在		Tang 等[26]	多形性	多形性
Pro247Arg	意大利人	1/80	分离	0/125	Bisceglia 等[37]	突变	多形性
Pro247Arg	混血	0/85	—	1/50	Liskova 等[38]	多形性	

a 见于 1/90 原发性开角型青光眼的病例。

b 在一个对照样本中未注明对照组病例数而且在此前报道中各不相同[75]。

Leu17Pro、Asn151Ser、Gly160Asp、Gly160Val、Arg166Trp和Gln175His。统计所有已发表的研究发现，2%~3%圆锥角膜患者存在VSX1基因突变。目前，VSX基因是唯一经大量基因检测参与圆锥角膜的遗传基因。尽管仅一项研究结果报道，在韩国249名圆锥角膜患者中发现13名患者存在Gly160Val突变，但是目前数据认为Gly160Val是最常见VSX1突变位点[42]。

　　根据现有的数据，Gly160Asp和Asp144Glu的致病性和分类仍存在争议。在两个独立的研究中，发现4个无关联的圆锥角膜患者存在Gly160Asp突变（分别来自北欧和意大利），该突变约占圆锥角膜VSX1基因突变的17.4%。虽然有报道称，VSX1基因的第160位点上的甘氨酸残基在种族间并不是高度保守的，但Héon等人[24]在277例后极部多形性角膜营养不良的患者中没有检测到Gly160Asp的序列变异。Biscegali等人[37]检测了两个圆锥角膜家族的Gly160Asp序列，在其中一个圆锥角膜家系中，仅在一名圆锥角膜患者中检测到Gly160Asp的突变，而角膜地形图检测怀疑存在圆锥角膜的4名家族成员中的2人检测到了Gly160Asp的突变，不支持Gly160Asp出现分离。在第二个家系中，Gly160Asp与Leu17Pro以杂合形式存在于圆锥角膜患者中。在这个研究中，另两个意大利家系成员中也发现VSX1的Leu17Pro序列变异。在其中一个家系中证实存在分离现象，然而另一个家系患者实质上是散发的病例。在对照组（125例）中未检测Leu17Pro的突变，故Leu17Pro位点的突变很可能为圆锥角膜的独立致病因素。由于在角膜地形图怀疑存在圆锥角膜的两个家族成员中，仅检测到Leu17Pro的突变，因此，很难确定Gly160Asp在杂合形式中（Gly160Asp/Leu17Pro）对圆锥角膜的作用。Dash等人[41]在北欧两名散发的圆锥角膜患者中检测到Gly160Asp的变异，同时100个对照组均未检测到，该研究称Gly160残基在物种间不是高度保守的，并且通过建立生物信息模型预测Gly160Asp是良性变异。因此，Gly160Asp变异的致病性仍存在争议。结合所有研究圆锥角膜患者的数据，甘氨酸160氨基酸在433例对照组中是一致的，并且Héon等人[24]研究发现，Gly160Asp变异存在于PPCD，而在710例对照组中甘氨酸160位残基未发现变异。因此，Gly160Asp不太可能代表一种罕见的基因多态性。Gly160Asp可能作为复合杂合子的遗传修饰，当Gly160Asp合并Leu17Pro[37]和Pro247Arg[24]变异存在时，在临床上表现为更加严重的圆锥角膜，暗示了Gly160Asp对圆锥角膜致病基因存在累加效应。

　　一项研究报道称，在圆锥角膜患者中发现了Asp144Glu的突变[37]，但是在其对照组中也有该突变，而且在两个家族性圆锥角膜的研究中没有发现分离现象[38, 41]。Héon等人[24]在两名同时患有圆锥角膜和PPCD的家族成员中检测到Asp144Glu的突变，而在1/90的青光眼患者中也检测到该突变，这些结果提示Asp144Glu是基因多态性。基于物种之间氨基酸序列的保守性，Eran等人[40]发现圆锥角膜患者中的Asp144Glu突变频率比对照组更高，推测Asp144Glu可能增加了圆锥角膜的易感性。Mok等人[42]也报道，圆锥角膜患者较对照组有更高频率的内含子变异(IVS1-11*a)。总的来说，VSX1基因的序列变异(Gly160Asp、Asp144Glu、IVS1-11*a)可能增加了圆锥角膜的易感性，并非直接导致致病。

超氧化物歧化酶1(SOD1)

　　根据SOD1在21号染色体上的位点及唐氏综合征患者中圆锥角膜发病率较高这一研究事实，SOD1可能是圆锥角膜的一个潜在致病基因[21, 22]。Udar等人[45]在15名有圆锥角膜家族史的无关个体上进行SOD1的突变分析，其中两个检测出SOD1基因内含子2区域的7对碱基缺失(IVS2+50del7)，而156例对照组中没有此突变。可以在一个家族中评估分离现象。从一名携带SOD1内含子突变的圆锥角膜患者和两个对照者的血液中提取的RNA进行RT-PCR，发现内含子突变，伴随有另外两个大的剪接变异体。这些剪接变异体缺失外显子2或缺失外显子2和3，预计会改变SOD1的表达水平和功能[46]。SOD1结合铜和锌成为复合物——铜锌超氧化物歧化酶，它是角膜组织中重要的抗氧化因子[47]。此后，Udar等人[48]发现，SOD1内含子缺失的两个家族有着明显不同的单倍型，这表明该突变在这两个家族中是独立不相关的。而在另一项斯洛文尼亚地区的113名散发性和家族性圆锥角膜患者的研究中并未检测到SOD1基因的相关突变[39]。综上所述，SOD1基因的突变对圆锥角膜的影响尚不能完全定论。

白细胞介素1(IL1)超家族

　　白细胞介素1基因(IL1)也被发现为圆锥角膜的候选致病基因[49]。上皮细胞释放的IL1会引起圆锥角膜患者的角膜细胞凋亡和基质层变薄[49, 50]。Kim等人[49]在韩国100例无关联的圆锥角膜患者中检测了IL1基因族的12个多态性位点,结果显示在实验组和对照组中,IL1B启动子区有两个单核苷酸多态性(SNP)位点存在明显差异:–511(rs16944)和–31(rs1143627),等位基因(单倍型)–31 *C和–511* T的组合增加了圆锥角膜易感性。这两个启动子位点变异和IL1B–31T/–511C(单倍型)组合方式与IL1α和IL1β的产生相关[49]。白细胞介素是角膜损伤反应的关键调节因子,并在圆锥角膜发病中起重要作用。

胶原基因

　　COL8A1和COL8A2基因敲除小鼠会发生明显的角膜变薄, 并引起球形角膜[51]。PPCD和Fuch角膜内皮营养不良的患者也存在COL8A2基因的突变[52]。Aldave等人[53]对50例不相关的圆锥角膜患者进行了COL8A2和COL8A1的筛查,但是没有发现任何致病性突变。Ⅳ型胶原的突变会引起Alport综合征(家族性出血性肾炎),表现为肾病三联症、神经性耳聋和眼功能异常(前锥形晶状体、黄斑周围斑点改变、PPCD和圆锥角膜)[54]。COL4A3也被发现参与PPCD的发病[33],并且COL4A3和COL4A4基因在圆锥角膜患者中都有不同程度的表达[55]。通过检测斯洛文尼亚104例无关联的圆锥角膜患者,结果并未发现COL4A3和COL4A4基因的突变位点[56]。在圆锥角膜患者和对照组中,已经报道的COL4A3和COL4A4基因的7种多态性的基因型有显著差异, 但是仍需在不同人群中研究来进一步确定这些基因对圆锥角膜的作用。

圆锥角膜遗传图谱

　　通过遗传图谱,首先应用遗传标记和连锁分析确定疾病相关的染色体位置或位点,然后基于基因功能和生物学数据对疾病区间的候选基因进行测序。在关联分析中用对数优势比（LOD值）来衡量。当LOD值为正时，表明存在关联；当LOD值为负，则表明不太可能存关联。为了确定两对基因之间存在关联，一般要求对数优势比大于1000:1，即LOD>3；而要确定不存在关联时，则要求对数优势比小于1:100，即LOD<-2。当2.0<LOD<3.0时，表示可能存在关联，而-2.0<LOD<+2.0是没有意义的。在良好的统计效能前提下，大家系的基因图谱可以提供更多的信息。标准LOD值关联分析为参数化分析，它需要一个精确的遗传模型，模型需考虑遗传模式、基因频率和外显率。非参数化的关联分析，采用无模型的方法，只适用于个体分析。筛选出共享等位基因或位点，并计算出非参数化的LOD（NPL）值。NLP临界值的意义不同于参数化LOD值，它通常是用全基因组的p值表示。

为了提高圆锥角膜遗传因素的检出率，在最初的两个圆锥角膜基因图谱的研究中[8, 57]使用的是奠基者人群（来自于同一个祖先）[58]。为克服收集稀有圆锥角膜大家族进行基因测序的难度问题及避免形成不能证实的遗传模型或遗传方式，Fullerton等人[57]应用同源一致全基因组方法对塔斯马尼亚岛基因分离的人群进行了研究，通过微卫星标记法，他们将致病突变定位到了染色体20q12这一区域。尽管没有发现潜在的基因缺陷并排除了附近的一个候选基因MMP-9，但在微卫星标记D20S119和D20S888之间检测到保守的极小染色体单倍型，遗传距离为3.5cM。在芬兰北部，家族性圆锥角膜的患病率为19%[4]，通过对20个常染色体显性遗传的圆锥角膜家族进行全基因组连锁研究，将圆锥角膜的一个致病位点定位于染色体16q[8]。这是第一个关于圆锥角膜全基因组连锁的研究报道，通过多个小的核心家族来进行研究（每个家族中有2个或以上成员患有圆锥角膜并不伴有其他遗传性疾病）。根据模型分析，得到了最大为4.10（参数）和3.27（非参数）的多位点LOD值。致病基因是位于16q22.3-q23.1上的基因标记D16S2624和D16S3090之间，遗传距离为6.9cM。然而，迄今为止，圆锥角膜的致病基因尚未确定。对意大利南部的圆锥角膜患者应用类似的方法进行研究，发现一些可疑但无明显统计学差异的相关区域16q23（106cM）[59]，这个发现与Tyynismaa等人[8]在芬兰人中确定的基因位点很接近。

在这些最初的连锁研究之后，有很多关于应用微卫星标记对常染色体显性遗传的高加索人的大的圆锥角膜家族进行全基因组连锁筛查的报道。Hughes等人[9]研究了一个常染色体显性遗传的早发前极白内障和严重圆锥角膜的北爱尔兰的大家系,包括三代人(16位发病,14位未发病),将其圆锥角膜致病基因定位在染色体15q22-24上。也有研究发现,在IREB2(铁反应元件结合蛋白2)上发现两个最大LOD值为8.13的位点,处于CYP11A和D15S211之间,遗传距离为6.5Mb,该序列区间含有约95个已知或预测基因。在编码区域还没有检测出与圆锥角膜和白内障相关的4个候选基因的致病突变,4个候选基因分别是:组织蛋白酶H基因(CTSH)、细胞视黄酸结合蛋白1基因(CRABP1)、铁反应元件结合蛋白2基因(IREB2)、Ras鸟嘌呤核苷酸释放因子基因(RASGRF1)。Dash等人[60]将这个家族的连锁区域更精确地定位在常染色体15q上MAN2C1基因和D15S211之间约5.5Mb的区域,这进一步排除了28个候选基因的致病性,并且对23个候选基因的直接测序也没有发现致病性突变。最近的研究运用一种新的检测技术,通过专门设计的DNA芯片来捕获整个5.5Mb的连锁区域,进行扩增和二代测序或者大规模平行测序。目前,为明确这个圆锥角膜家族的基因谱,大量的研究工作正在开展[61]。

在其他两个常染色体显性遗传的圆锥角膜的高加索家族中,也报道了全基因组连锁筛查的结果[10, 11]。首先,在意大利血统(包括两代人的11个常染色体显性遗传的圆锥角膜家族成员)的全基因组连锁研究中,发现最大的LOD值为3.09,位于染色体3p14-q13上。该连锁的区域很大,跨越了3号染色体的着丝粒,涵盖了D3S1600和D3S1278微卫星标记之间跨度为53Mb的DNA(其中约4.5Mb是着丝粒DNA[10])。这段区域包含了100多个基因,其中包括在角膜上高表达的人α1胶原蛋白Ⅷ基因(COL8A1),但在其他圆锥角膜家族中没有发现与这个疾病相关的基因连锁区。并且,在这个家族中未检测到潜在候选基因的突变,在随后对50例不相关圆锥角膜患者测序的研究中,同样也没有检测到COL8A1的致病性突变[53]。另外,在一个4代白种人家族的全基因组连锁研究中,将圆锥角膜疾病相关基因定位于5号染色体q14.3-q21.1上[11]。而在先前研究中,将这个家族的致病位点标记于21号染色体长臂(多位点LOD值为2.4)[62]。因为该研究中的成员为两个圆锥角膜患者的后代,而这两名圆锥角膜患者又分别来自两个家族,且没有证据证明这两个家族来自同一个祖先,所以其血统复杂。由于谱系的复杂性,后续的研究进行了一系列的数据分析并精确绘制了基因图谱,在5号染色体微卫星标记D5S2499-D5S495之间的q14.1-q21.3上确定了一个连锁峰,其LOD值为3.53。遗传距离为6cM的区域包含了8.2 Mb的DNA。Bisceglia等人[59]的研究验证了这个区域,他们曾在意大利南部的25个圆锥角膜家族133人(77人患病,59人未患病)中进行了全基因组的微卫星扫描,在5号染色体长臂上检测出一个跨度为70cM的区域,有显著意义(P<0.05),此区域两端的NPL值更高(P< 0.01)。Tang等人[11]报道此区域一端位于5q21.2位点(NPL 2.73,P= 0.003 669),与之前的区域重叠,跨度为100~200cM之间。目前圆锥角膜的致病基因仍不能确定,但5q21.2是唯一在两个独立研究中都确定检测到的基因位点, 从而说明这个基因组区域是圆锥角膜基因的关键位点。

大部分圆锥角膜连锁研究的对象为遗传模式确定的显性遗传的高加索人家族, 或已将遗传杂合率最小化的独立群体。为改变这种研究局限性,Hutchings等人[12]对混血种族(高加索人、阿拉伯和加勒比非洲人)的远系后代进行了全基因组扫描,并在2号染色体p24上发现了基因位点。目前尚无明确的证据证明圆锥角膜是非参数连锁,并且在大部分家族中圆锥角膜表现出不完全的显性遗传方式,而通过建立显性连锁遗传模式,发现了一个参数性LOD值为5.13的位点,此位点的疾病单倍型分离在其中一个17/28(约60%)人的圆锥角膜家族中被检测到。结合当时所有已知的圆锥角膜位点,3、16、20和21号染色体的疾病相关性被排除。新发现的圆锥角膜致病位点在2p24,微卫星标记D2S305和D2S2372之间的1.69 Mb区域,此区域在一个家族中被精减到0.9Mb,并且含有8个已知基因和10个预测基因,但是仍未检测出突变。为了增加遗传杂合率,Li等人[63]用相似的方法,采用两阶段全基因组的连锁扫描,在110个白人和西班牙裔同胞中使用非参数分析,试图确定圆锥角膜的易感基因。在所有家系(白人和西班牙裔)的9号染色体q34(159cM)的端粒上检测出最有意义的位点(LOD值4.5),而其他假定的位点LOD值都没有显著意义。随后研究了位于14q11和5q32-q33上的待测位点,也没有发现致病性突变[59]。尽管如此,两个独立研究中检测到的可能关联的假定位点仍不能被忽视, 因为这些基因区域可能与圆锥角膜的进展有关。有些作者[59, 63]特别强调了在14号染色体q11上的圆锥角膜候选基因(APEX1 和 CIDEB),但是之后并没有这些基因序列的报道。APEX1基因编码了APEX核酸酶1(多功能DNA修复酶),其在正常人和圆锥角膜患者的角膜上均有表达。因为细胞死亡诱导DFFA样效应器B(cell death-inducing DFFA-like effector B,CIDEB)基因在圆锥角膜上表达,并参与细胞凋亡,所以圆锥角膜患者细胞凋亡增加[47, 64]。近期,Liskova等人[65]通过全基因组单核苷酸多态性(SNP)基因芯片检测了6个不同种族的家族(每个家族有3~5位圆锥角膜患者),确定了圆锥角膜致病位点14q24.3。显性遗传模式下SNP标记rs1074501和rs755212之间产生一致的LOD值(3.58),为连锁最显著的区域。此区域的跨度为2.8Mb,其中包括参与眼发育的转录因子视觉系统同源基因2(VSX2/ CHX10),该基因突变时会造成一系列的眼部疾病,尤其是非综合征的小眼/无眼。圆锥角膜患者VSX2的突变筛查还没有进展,仍需进一步的研究。有趣的是,人类VSX1基因与金鱼Vsx2和鼠Chx10蛋白同源。虽然没有与之前确定的位点14q11[59, 63]相邻,但这是第二个表明14号染色体的此区域有潜在遗传效应的证据。

一项评估厄瓜多尔家族中常染色体显性遗传圆锥角膜的研究,检测18个家族中的一个圆锥角膜大家族,13q32上有最大的多位点参数性LOD值达4.1,多位点非参数性连锁LOD值3.2,说明在13q32上存在连锁[27]。将上述家族作为遗传模型进行全基因组SNP芯片分析,在13q32上确定了一个5.6Mb的致病区域,位于SNPs rs9516572和rs3825523之间,其中包括23个已知的基因,但是潜在的致病基因至今还未确定。通过全基因组SNP芯片分析,在常染色体显性遗传的澳大利亚血统圆锥角膜患者中确定了两个连锁区域:1号染色体p36.23~36.21和8号染色体q13.1~q21.11,这两个区域单独检测时其LOD值均为1.9;然而,同时进行这两个区域位点的检测表明存在双基因连锁遗传 (LOD值3.4)。在1号染色体的连锁峰位于SNP rs966134 和rs2092504(14.2~27.645cM)之间7.1Mb大小的区域中,在8号染色体的连锁峰位于SNPs rs949988和rs1021157(77.0~90.0cM)之间13.8Mb大小的区域中(8号染色体连锁峰值大于1号染色体)。所有圆锥角膜患者均携带有这两个单倍型致病基因,但是只携带了一个单倍型致病基因的家族成员未患圆锥角膜。对5个疾病单倍型的候选基因(ENO1、PLOD1、

UBIAD1、SPSB1和TCEB1)进行测序,但没有发现任何突变[66]。这是第一个关于圆锥角膜双基因遗传的报道。在双基因遗传疾病中,需要同时存在两个不同基因的缺陷,才会引起疾病发生。因此,只有一个基因发生突变的个体不会引起疾病。有些眼科疾病也是双基因遗传的,譬如视网膜色素变性、原发性开角型青光眼[67]。现将所有报道过的圆锥角膜致病位点总结于表3-2。

圆锥角膜的遗传——孟德尔遗传法则还是复杂性状遗传?

人类疾病的基因表型可以归类为简单的孟德尔遗传或一些复杂因素所致。孟德尔遗传表型遵循特定的单基因遗传方式(常染色体显性或隐性遗传或X连锁遗传),在这些遗传方式中只有一个特定的基因或其等位基因变异才能发生疾病表型。相反,复杂性疾病是由各种因素综合导致的,这些因素包括基因和环境。在复杂的遗传疾病中,一些特定基因的不同等位基因增加表型的易感性,这些基因称为易感基因。更早的研究认为,在

表 3-2 与圆锥角膜相关的染色体位点

研究群	染色体位点	参考文献
澳大利亚家族	1p36.23-36.21 8q13.1-q21.11	Bourdon 等[66]
来自欧洲和西印度群岛的 28 个家族	2p24	Hutchings 等[12]
意大利家族	3p14-q13	Brancati[10]
高加索家族	5q14.3-q21.1	Tang[11]
110 个白种人和西班牙裔的兄弟姐妹	9q34	Li 等[63]
厄瓜多尔的一个家族	13q32	Gajecka[27]
6 个多种族家族	14q24.3	Liskova 等[65]
北爱尔兰家族	15q22.33-q24.2	Hughes 等[9]
20 个芬兰家族	16q22.3-q23.1	Tyynismaa[8]
8 个塔斯马尼亚个体	20q12	Fullerton 等[57]

VSX1、COL4A3、COL4A4和IL1B中的一些基因变异可能使圆锥角膜更容易发生[41, 49, 56]。寡基因疾病需要一个以上的基因突变才会致病,它介于罕见的单基因疾病和常见的多基因疾病之间[68]。与多基因遗传不同,寡基因疾病是由一个疾病基因决定并由几个修饰基因共同作用的一类遗传病。寡基因疾病是连接传统单基因孟德尔遗传和复杂性状遗传之间的桥梁。

圆锥角膜的遗传图谱研究(见表3-2)证明了遗传因素的重要性,但在这些研究中缺乏一致的染色体位点,这提示存在遗传异质性。如果把圆锥角膜定义为纯粹孟德尔显性遗传性疾病,则临床上不同的圆锥角膜表型(单眼或双眼、发病年龄、不同进展期以及多种亚临床形式的存在)需要通过不完全的外显率和可变表现度来解释。与此类似,这种临床的多样性可以通过一种复杂多样的多易感基因遗传模式模型来解释。临床表现的多样性及圆锥角膜的多位点相关性符合寡基因模型甚至是多基因/多个易感基因模型。另外,遗传异质性支持寡基因模型理论,这种模型中不同基因的突变通过多种途径,通过相关通路作用于相同的疾病靶点。全基因组关联分析(GWAS)是用于研究常见复杂性状遗传疾病的主要手段[69]。

GWAS可能是研究圆锥角膜遗传基础的一种更好的方法。通过这种技术,运用基因芯片研究实验组及对照组的遗传变异或单核苷酸多态性(SNP)。它旨在检测出实验组较对照组存在更普遍的基因变异,由此说明该基因与病变相关,并确定相关基因区域以用于后续研究。Burdon等人[70]通过这种方法研究了澳大利亚和北爱尔兰的圆锥角膜患者,发现肝细胞生长因子(HGF)基因中存在与圆锥角膜相关的SNP。最近有一项与此类似但规模更大的研究,发现COL5A1和ZNF469中的SNP与中央角膜厚度有关,提示它们可能和圆锥角膜相关基因有关[71,72]。此外,角膜脆弱综合征(BCS)的临床特点包括蓝巩膜、角膜破裂、圆锥角膜或球形角膜、皮肤弹性过度和关节活动过度,已被证实其由锌指蛋白469(ZNF469)的突变导致[73],但目前为止尚无研究探讨过此基因对圆锥角膜遗传的影响。在圆锥角膜方面更深入的GWAS研究需要更庞大的患者群体和研究团队之间的合作。最近,GWAS在Fuch内皮营养不良[74]中已经有了成效,将来也会有助于更深入地认识圆锥角膜的遗传基础。

参考文献

1. Weiss JS et al (2008) The IC3D classification of the corneal dystrophies. Cornea 27(Suppl 2):S1–S83
2. Rahman I et al (2009) Penetrating keratoplasty: indications, outcomes, and complications. Eye (Lond) 23(6):1288–1294
3. Rabinowitz YS (1998) Keratoconus. Surv Ophthalmol 42(4):297–319
4. Ihalainen A (1986) Clinical and epidemiological features of keratoconus genetic and external factors in the pathogenesis of the disease. Acta Ophthalmol Suppl 178:1–64
5. Edwards M, McGhee CN, Dean S (2001) The genetics of keratoconus. Clin Experiment Ophthalmol 29(6):345–351
6. Owens H, Gamble G (2003) A profile of keratoconus in New Zealand. Cornea 22(2): 122–125
7. Wang Y et al (2000) Genetic epidemiological study of keratoconus: evidence for major gene determination. Am J Med Genet 93(5):403–409
8. Tyynismaa H (2002) A locus for autosomal dominant keratoconus: linkage to 16q22.3-q23.1 in Finnish families. Invest Ophthalmol Vis Sci 43(10):3160–3164
9. Hughes AE et al (2003) Familial keratoconus with cataract: linkage to the long arm of chromosome 15 and exclusion of candidate genes. Invest Ophthalmol Vis Sci 44(12):5063–5066
10. Brancati F et al (2004) A locus for autosomal dominant keratoconus maps to human chromosome 3p14-q13. J Med Genet 41(3):188–192
11. Tang YG (2005) Genomewide linkage scan in a multigeneration Caucasian pedigree identifies a novel locus for keratoconus on chromosome 5q14.3-q21.1. Genet Med 7(6):397–405
12. Hutchings H et al (2005) Identification of a new locus for isolated familial keratoconus at 2p24. J Med Genet 42(1):88–94
13. Levy D et al (2004) Videokeratographic anomalies in familial keratoconus. Ophthalmology 111(5):867–874
14. Rabinowitz YS, Garbus J, McDonnell PJ (1990) Computer-assisted corneal topography in family members of patients with keratoconus. Arch Ophthalmol 108(3):365–371
15. Georgiou T et al (2004) Influence of ethnic origin on the incidence of keratoconus and associated atopic disease in Asians and white patients. Eye (Lond) 18(4):379–383
16. Pearson AR et al (2000) Does ethnic origin influence the incidence or severity of keratoconus? Eye (Lond) 14(Pt 4):625–628
17. Hammerstein W (1971) Significance of the sex ratio in the determination of x-chromosomal heredity demonstrated on the clinical picture of keratoconus. Klin Monbl Augenheilkd 159(5):602–608
18. Bechara SJ, Waring GO 3rd, Insler MS (1996) Keratoconus in two pairs of identical twins. Cornea 15(1):90–93
19. Parker J et al (1996) Videokeratography of keratoconus in monozygotic twins. J Refract Surg 12(1):180–183
20. Owens H, Watters GA (1995) Keratoconus in monozygotic twins in New Zealand. Clin Experiment Ophthalmol 78:125–129
21. Shapiro MB, France TD (1985) The ocular features of Down's syndrome. Am J Ophthalmol 99(6):659–663
22. Krachmer JH, Feder RS, Belin MW (1984) Keratoconus and related noninflammatory corneal thinning disorders. Surv Ophthalmol 28(4):293–322
23. Heon E et al (1995) Linkage of posterior polymorphous corneal dystrophy to 20q11. Hum Mol Genet 4(3):485–488

24. Héon E et al (2002) VSX1: a gene for posterior polymorphous dystrophy and keratoconus. Hum Mol Genet 11(9):1029–1036
25. Aldave AJ et al (2006) No VSX1 gene mutations associated with keratoconus. Invest Ophthalmol Vis Sci 47(7):2820–2822
26. Tang YG et al (2008) Three VSX1 gene mutations, L159M, R166W, and H244R, are not associated with keratoconus. Cornea 27(2):189–192
27. Gajecka M (2009) Localization of a gene for keratoconus to a 5.6-Mb interval on 13q32. Invest Ophthalmol Vis Sci 50(4):1531–1539
28. Chow RL et al (2004) Control of late off-center cone bipolar cell differentiation and visual signaling by the homeobox gene Vsx1. Proc Natl Acad Sci USA 101(6):1754–1759
29. Semina EV, Mintz-Hittner HA, Murray JC (2000) Isolation and characterization of a novel human paired-like homeodomain-containing transcription factor gene, VSX1, expressed in ocular tissues. Genomics 63(2):289–293
30. Nielsen K et al (2003) Identification of differentially expressed genes in keratoconus epithelium analyzed on microarrays. Invest Ophthalmol Vis Sci 44(6):2466–2476
31. Rabinowitz YS, Dong L, Wistow G (2005) Gene expression profile studies of human keratoconus cornea for NEIBank: a novel cornea-expressed gene and the absence of transcripts for aquaporin 5. Invest Ophthalmol Vis Sci 46(4):1239–1246
32. Chow RL et al (2001) Vsx1, a rapidly evolving paired-like homeobox gene expressed in cone bipolar cells. Mech Dev 109(2):315–322
33. Krafchak CM et al (2005) Mutations in TCF8 cause posterior polymorphous corneal dystrophy and ectopic expression of COL4A3 by corneal endothelial cells. Am J Hum Genet 77(5):694–708
34. Hosseini SM et al (2008) Genetic analysis of chromosome 20-related posterior polymorphous corneal dystrophy: genetic heterogeneity and exclusion of three candidate genes. Mol Vis 14:71–80
35. Barbaro V et al (2006) Expression of VSX1 in human corneal keratocytes during differentiation into myofibroblasts in response to wound healing. Invest Ophthalmol Vis Sci 47(12):5243–5250
36. Mintz-Hittner HA et al (2004) VSX1 (RINX) mutation with craniofacial anomalies, empty sella, corneal endothelial changes, and abnormal retinal and auditory bipolar cells. Ophthalmology 111(4):828–836
37. Bisceglia L et al (2005) VSX1 mutational analysis in a series of Italian patients affected by keratoconus: detection of a novel mutation. Invest Ophthalmol Vis Sci 46(1):39–45
38. Liskova P et al (2007) Molecular analysis of the VSX1 gene in familial keratoconus. Mol Vis 13:1887–1891
39. Stabuc-Silih M et al (2010) Absence of pathogenic mutations in VSX1 and SOD1 genes in patients with keratoconus. Cornea 29(2):172–176
40. Eran P et al (2008) The D144E substitution in the VSX1 gene: a non-pathogenic variant or a disease causing mutation? Ophthalmic Genet 29(2):53–59
41. Dash DP (2009) Mutational screening of VSX1 in keratoconus patients from the European population. Eye (Lond) 24(6):1085–1092
42. Mok JW, Baek SJ, Joo CK (2008) VSX1 gene variants are associated with keratoconus in unrelated Korean patients. J Hum Genet 53(9):842–849
43. Paliwal P et al (2009) A novel VSX1 mutation identified in an individual with keratoconus in India. Mol Vis 15:2475–2479
44. Tanwar M et al (2010) VSX1 gene analysis in keratoconus. Mol Vis 16:2395–2401
45. Udar N et al (2006) SOD1: a candidate gene for keratoconus. Invest Ophthalmol Vis Sci 47(8):3345–3351
46. Kawata A et al (2000) Aberrant splicing of human Cu/Zn superoxide dismutase (SOD1) RNA transcripts. Neuroreport 11(12):2649–2653

47. Chwa M et al (2006) Increased stress-induced generation of reactive oxygen species and apoptosis in human keratoconus fibroblasts. Invest Ophthalmol Vis Sci 47(5):1902–1910

48. Udar N et al (2009) SOD1 haplotypes in familial keratoconus. Cornea 28(8):902–907

49. Kim SH et al (2008) Association of −31 T>C and −511 C>T polymorphisms in the interleukin 1 beta (IL1B) promoter in Korean keratoconus patients. Mol Vis 14:2109–2116

50. Wilson SE et al (1996) Epithelial injury induces keratocyte apoptosis: hypothesized role for the interleukin-1 system in the modulation of corneal tissue organization and wound healing. Exp Eye Res 62(4):325–327

51. Hopfer U et al (2005) Targeted disruption of Col8a1 and Col8a2 genes in mice leads to anterior segment abnormalities in the eye. FASEB J 19(10):1232–1244

52. Biswas S et al (2001) Missense mutations in COL8A2, the gene encoding the alpha2 chain of type VIII collagen, cause two forms of corneal endothelial dystrophy. Hum Mol Genet 10(21):2415–2423

53. Aldave AJ et al (2007) Keratoconus is not associated with mutations in COL8A1 and COL8A2. Cornea 26(8):963–965

54. Chugh KS et al (1993) Hereditary nephritis (Alport's syndrome) – clinical profile and inheritance in 28 kindreds. Nephrol Dial Transplant 8(8):690–695

55. Bochert A (2003) Gene expression in keratoconus. Initial results using DNA microarrays. Ophthalmologe 100(7):545–549

56. Stabuc-Silih M et al (2009) Polymorphisms in COL4A3 and COL4A4 genes associated with keratoconus. Mol Vis 15:2848–2860

57. Fullerton J et al (2002) Identity-by-descent approach to gene localisation in eight individuals affected by keratoconus from north-west Tasmania, Australia. Hum Genet 110(5):462–470

58. Peltonen L, Jalanko A, Varilo T (1999) Molecular genetics of the Finnish disease heritage. Hum Mol Genet 8(10):1913–1923

59. Bisceglia L (2009) Linkage analysis in keratoconus: replication of locus 5q21.2 and identification of other suggestive Loci. Invest Ophthalmol Vis Sci 50(3):1081–1086

60. Dash DP, Silvestri G, Hughes AE (2006) Fine mapping of the keratoconus with cataract locus on chromosome 15q and candidate gene analysis. Mol Vis 12:499–505

61. Willoughby CE et al (2010) Targeted sequence capture and next generation sequencing of a 5 Mb region on chromosome 15q previously linked to keratoconus. Invest Ophthalmol Vis Sci 51:E-Abstract 4644

62. Zu LX (1999) Identification of a putative locus for keratoconus on chromosome 21 (abstract). Am J Hum Genet 65:A31–A161

63. Li X et al (2006) Two-stage genome-wide linkage scan in keratoconus sib pair families. Invest Ophthalmol Vis Sci 47(9):3791–3795

64. Kaldawy RM et al (2002) Evidence of apoptotic cell death in keratoconus. Cornea 21(2):206–209

65. Liskova P et al (2010) Evidence for keratoconus susceptibility locus on chromosome 14: a genome-wide linkage screen using single-nucleotide polymorphism markers. Arch Ophthalmol 128(9):1191–1195

66. Burdon KP et al (2008) Apparent autosomal dominant keratoconus in a large Australian pedigree accounted for by digenic inheritance of two novel loci. Hum Genet 124(4):379–386

67. Ming JE, Muenke M (2002) Multiple hits during early embryonic development: digenic diseases and holoprosencephaly. Am J Hum Genet 71(5):1017–1032

68. Katsanis N (2004) The oligogenic properties of Bardet-Biedl syndrome. Hum Mol Genet 13 Spec No. 1: R65–R71

69. Hirschhorn JN, Daly MJ (2005) Genome-wide association studies for common diseases and complex traits. Nat Rev Genet 6(2):95–108

70. Burdon KP et al (2010) A genome-wide association scan for keratoconus identifies novel candidate genes. Invest Ophthalmol Vis Sci 51: E-Abstract 4646

71. Lu Y et al (2010) Common genetic variants near the brittle cornea syndrome locus ZNF469 influence the blinding disease risk factor central corneal thickness. PLoS Genet 6(5):e1000947

72. Vitart V et al (2010) New loci associated with central cornea thickness include COL5A1, AKAP13 and AVGR8. Hum Mol Genet 19(21):4304–4311

73. Abu A et al (2008) Deleterious mutations in the Zinc-Finger 469 gene cause brittle cornea syndrome. Am J Hum Genet 82(5):1217–1222

74. Baratz KH et al (2010) E2–2 protein and Fuchs's corneal dystrophy. N Engl J Med 363(11):1016–1024

75. Aldave AJ (2005) Candidate gene screening for posterior polymorphous dystrophy. Cornea 24(2):151–155

角膜影像技术的进展 第 **4** 章

Antoine Labbé，Alexandre Denoyer，Christophe Baudouin

引言

很多临床表现需要对角膜结构有一个精确的评估。然而，作为眼科医生，借助一些分辨率较局限的眼科器械诸如裂隙灯，要对角膜显微结构作出定性及定量的评估仍是一个挑战。近来，新的角膜影像技术发展起来以克服这些光学显微镜的不足。

活体共聚焦显微镜(IVCM)是一种非侵入性的成像技术，可提供高分辨的角膜、角膜缘及结膜的图像。IVCM在细胞层面分析正常和病理状态下眼表结构的有效性已被大量文献证实。在对感染性角膜炎、角膜营养不良的诊断和治疗，以及屈光或角膜手术后评估角膜的变化方面，IVCM实际上提供了重要的帮助。

与此同时，自光学相干断层成像技术(OCT)第一次用于眼后段疾病的诊疗分析以后，眼前段高分辨率成像技术便得以改进。大量眼前段光学相干断层成像技术(AS-OCT)的应用得以实现，尤其在屈光手术及角膜移植方面。

正如任何一种新的成像技术一样，图像的分析必须依赖于全面的符号标记基础。本章节通过介绍IVCM和OCT在角膜及眼前段的大量应用实例，来使读者更熟悉地认识，并且更有效地应用这种很有前景的成像技术。

活体共聚焦显微镜(IVCM)

尽管共聚焦显微镜已使用20多年,但直到最近,随着IVCM设备的商品化,才使它更多地被临床医师应用。通过与高性能数码影像技术的结合,IVCM如今可无创地提供放大400倍以上角膜、角膜缘及结膜的检查图像。

共聚焦显微镜的原理

1955年,Marvin Minsky在研究脑实质细胞时第一次对共聚焦显微镜的原理进行了阐述。他提出,观察系统(物镜)和照明系统(聚光器)要聚焦于同一点,因此命名为"共聚焦"显微镜。通过观察系统和照明系统对同一点的聚焦,焦点以外的反射光可被排除,从而提高图像分辨率和对比度。共聚焦显微镜的优势在于消除离焦光线从而产生几微米的纵向和横向分辨率。然而,空间分辨率的提高是以减小视野(焦点)为代价来实现的。因此,快速观察相邻的点并重构图像来观察整个样本是有必要的。于是许多不同的技术被用来快速捕获所有组成样本图像的点。串联扫描共聚焦显微镜(TSCM)包含了一个旋转的具有阿基米德螺旋排列针孔的尼普科夫圆盘。这种类型的活体共聚焦显微镜不再生产。而裂隙扫描共聚焦显微镜(SSCM)则使用两个光学上呈共轭关系的裂隙用于照明和观察。商业化SSCM来自Tomey公司(美国马萨诸塞州剑桥市),Nidek公司(日本蒲郡市)和Helmut Hund公司(德国韦茨拉尔市)。共聚焦显微镜临床上的最新发展是激光共聚焦扫描显微镜(CLSM)[海德堡视网膜断层扫描仪的罗斯托克角膜模块(HRT-RCM),德国海德堡]。与使用白光光源的TSCM和SSCM相比,最新开发的共聚焦显微镜采用了670nm红光波长的二极管激光作为光源。为了扫描整个样本,激光束通过一组电流计扫描镜连续扫描被检查区域的每一点。

正常角膜

共聚焦显微镜可提供除正常后弹力层外所有层次的角膜图像。与常规显微镜显示组织横断面相反,IVCM所成的像由平行于观察组织的表面的光学切面组成。

角膜上皮包括表层、中层及基底细胞层。表层上皮细胞呈多边形(六边形多见),直径约50μm。上皮细胞的折射率是多变的,但是角膜脱落上皮细胞具有特征性的高反射的细胞质、可见的细胞核以及核周环形暗区(图4-1a)。中层上皮细胞,又称翼状细胞,通常形状规则,大小约20μm,以高反射的细胞边界和罕见的细胞核为特征。而基底层则由更小的基底细胞(8~10μm)规则镶嵌而成,其细胞质呈低反射,细胞边界高反射,细胞核看不见(图4-1b)。

上皮基底层下神经丛位于前弹力层和基底细胞层之间,呈高反射串珠状结构,厚4~8μm(图4-1c)。前弹力层则无定形,厚8~10μm,位于基底细胞和基质层间。在正常角膜基质层,只有高反射的基质层间神经纤维及基质细胞核在共聚焦显微镜下是可直接观察到的。角膜基质细胞核显影

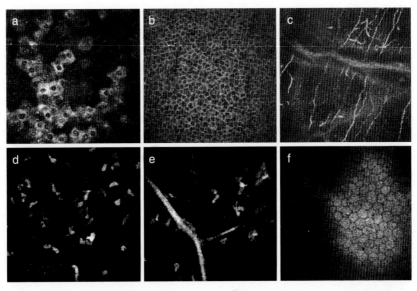

图4-1 活体共聚焦显微镜(IVCM)(400μm×400μm,HRT-RCM)下所见正常角膜:(a)表层上皮细胞,(b)上皮细胞基底层,(c)前弹力层及基底层下神经,(d)前部基质层及高反射的基质细胞核,(e)基质层的神经,(f)内皮细胞。

呈椭圆形、圆形或鸡蛋形的高反射结构(图4-1d)。角膜基质层神经表现为高反射的粗线性结构,有时可见叉状分枝(图4-1e)。

角膜后弹力层在镜下为一薄层($6\sim8\mu m$)的无定形非细胞结构,位于后部基质和内皮层之间。该层结构在正常年轻人中不可见。健康的角膜内皮由单层的六边形中等反射的细胞规则排列而成,呈蜂窝状,并可见低反射细胞边界(图4-1)。虽然角膜的IVCM图像由平行于组织的光学切面组成,但横断面图像也是可获取的。除了角膜,结膜和角膜缘也能用IVCM观察[1]。

临床应用

感染性角膜炎的早期发现和诊断以及评估屈光手术或者角膜手术后创口愈合情况,是共聚焦显微镜最早的临床应用。随着IVCM的改良,原有的临床应用得到了进一步加强,新的临床应用已被证实或有待开发。

感染性角膜炎

感染性角膜炎的早期诊断,乃至找到可疑病原微生物,可使治疗更及时,从而改善预后,这体现了IVCM最重要的临床应用之一。然而,IVCM仅能通过细胞形态来区分细胞类型和微生物种类。由于大多数细胞的尺寸小于或接近IVCM的分辨率,这些微生物就无法用IVCM直接观察,除非它们具有区别性特质,比如尺寸较大或细丝状结构[2]。与大多数细菌相似,病毒也由于尺寸过小而不能在IVCM下直接观察到。然而,细菌和病毒性角膜炎患者角膜结构的改变却可被我们所观察和检测,可用于鉴别诊断[2]。

IVCM下能看到真菌性角膜炎患者角膜里的细丝和酵母菌,这为该疾病的快速诊断提供了帮助,也便于及早治疗[3,4]。镰孢菌和曲霉菌表现为高反射细丝(宽$3\sim10\mu m$,长$200\sim400\mu m$)相互交联(图4-2a至c)。部分文献也曾报道球孢白僵菌、白色念珠菌、微孢子虫、链格孢菌、青霉菌等真菌的IVCM图像[2]。

临床上,棘阿米巴角膜炎(Acanthamoeba Keratitis,AK)通常较难诊断,因为其早期临床表现无特异性。与病毒、细菌相反,棘阿米巴包囊及滋养体较大,可用IVCM直接观察到。很多文献里已描述了IVCM作为一种非侵袭性手段用于棘阿米巴角膜炎的诊断[2,4]。IVCM下可见AK 4个标志性影像:包囊、滋养体、典型的放射状角膜神经炎、疾病晚期的基质内囊腔。上皮和基质中的棘阿米巴包囊通过IVCM观察为呈球形、圆形、卵圆形、梨形或蛋形的高反射结构,10~30μm,有时可见双层细胞壁结构(图4-2d,e)。IVCM也能观察到棘阿米巴滋养体;但是它们的精细形态尚不能分辨(图4-2f)。在部分病例中,IVCM也能显示由放射状角膜神经炎引起的神经纤维不规则增粗,以及角膜基质层低反射囊腔、广泛的基质瘢痕与水肿、高反射炎症细胞的浸润、高反射激活的角膜基质细胞等改变。

　　许多文献指出,IVCM作为一种非侵袭性手段来监测抗菌治疗的进展和反应,特别是对棘阿米巴和真菌性角膜炎[2],可用于区分感染的进展和药物的毒性作用。

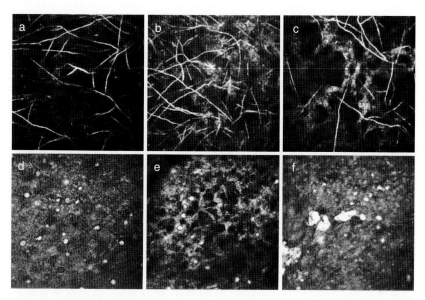

图4-2　活体共聚焦显微镜(IVCM)(400μm×400μm,HRT-RCM)下可见:(a~c)镰孢菌在角膜基质层间呈高反射相互交联的细丝;上皮(d)和基质内(e)的棘阿米巴包囊,包囊为圆形高反射结构,有时可见双层细胞壁结构;(f)上皮内呈高反射不规则形的棘阿米巴滋养体。

角膜营养不良

过去的15年以来,IVCM已被用于多种角膜营养不良性疾病的检查[5]。这种以活体的类似组织学的方法对角膜营养不良的研究,不仅在诊断上,而且还在治疗方案制定上为临床医师提供帮助。已被IVCM研究的角膜上皮和角膜基质营养不良包括上皮基底膜营养不良(epithelial basement membrane dystrophy,EBMD)、Meesman角膜营养不良、Reis-Bücklers角膜营养不良、Thiel-Behnke角膜营养不良、中央马赛克角膜营养不良、François中心性云样角膜营养不良、格子状角膜营养不良、颗粒状角膜营养不良、Avellino角膜营养不良、斑块状角膜营养不良和Schnyder角膜营养不良。

Meesman角膜营养不良IVCM结果显示,上皮细胞基底层内见与微囊一致的低反射区,与条纹状角膜上皮裂缝有关;另可见圆形高反射结构,疑似细胞内物质(图4-3a)[6]。

EBMD患者的IVCM影像中可见角膜上皮中层和基底层内异常高反射的线状或弯脊结构,为异常增厚的基底膜突向上皮层的表现。该异常基底膜也与上皮细胞畸形及微囊有关(图4-3b)[7]。

角膜前弹力层营养不良患者IVCM影像示,反射异常组织替代正常的前弹力层。此外,IVCM或能活体鉴别Thiel-Behnke与Reis-Bücklers角膜营养不良[8]。Reis-Bücklers角膜营养不良患者,基底层和前弹力层内见高反射小颗粒物质(图4-3c)。而Thiel-Behnke角膜营养不良则有所不同,沉积物反射均匀,且有圆形边缘和暗影。

对于Schnyder角膜营养不良,IVCM可见大量细胞外结晶沉积和高反射细胞外基质破坏上皮下神经丛,从而改变角膜架构(图4-3d)。

对于Fuchs角膜内皮营养不良,用IVCM可观察到角膜内皮层的滴状赘疣,呈圆形低反射结构,有时其中心呈中等反射。这些图像同时伴有细胞多形化、多形性及由IVCM定量测得的内皮细胞密度降低(图4-3e)。后部多形性角膜营养不良IVCM图像显示了曲线和小泡状异常结构并可伴有局灶性丛状明暗相间病灶,这与后弹力层的条状和环形外观有关。而虹膜角膜内皮综合征(ICE综合征)的IVCM则表现为角膜内皮层见异常上皮样细胞,大小和形状不规则,边界不清以及高反射核(图4-3f)。

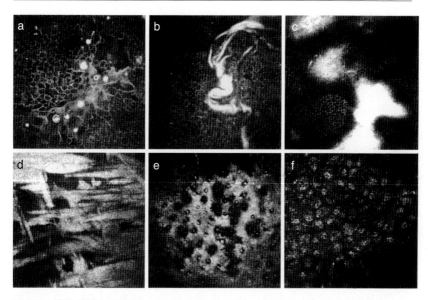

图4-3 活体共聚焦显微镜(IVCM)(400μm×400μm,HRT-RCM)下可见:(a)Meesman
角膜营养不良患者的上皮基底层内微囊;(b)上皮基底膜营养不良(EBMD)患者异
常增厚的基底层向上皮层突出;(c)Reis-Bücklers角膜营养不良患者基底层和前弹力
层内见高反射颗粒;(d)Schnyder角膜营养不良患者基质层细胞外大量结晶沉积;
(e)Fuchs角膜内皮营养不良患者角膜内皮层的滴状赘疣;(f)虹膜角膜内皮综合征
患者角膜内皮层见异常上皮样细胞,大小和形状不规则,边界不清以及高反射核。

屈光手术

　　屈光手术是IVCM最重要的临床应用领域之一,因为它能在活体显示
细胞的改变,既能反映创伤愈合反应,又能用于不同手术方法的评价以及
并发症评估[9,10]。可在高分辨率下非侵入性地实时观察、分析,监测角膜上
皮、基质、分界面、角膜基质细胞以及神经纤维情况。

　　PRK术后,IVCM可显示切口处上皮再生。术后早期,基质前部的细胞反
射增强,可看到细胞生长进程及细胞密度增加(图4-4a)。用IVCM观测到激
活的角膜基质细胞可导致临床所见的角膜混浊(haze),有趣的是,该反应可
被定量且客观地评估[9]。PRK术后角膜神经再生也能用IVCM进行评估。

利用IVCM分析有关LASIK的研究很多。LASIK后,角膜出现前弹力层微皱褶,呈不同厚度和长度的黑线,垂直走向常见。在角膜皮瓣分界处一般可观察到大小不一的高反射微粒(图4-4b)。然而,这些微粒的来源尚未知[11]。通过精确测量角膜基质细胞密度可知,在愈合初期,切口两侧、角膜瓣、前部角膜基质床处基质细胞数量减少。LASIK术后3年仍可观察到这些地方基质细胞的进一步减少[12]。与此同时,瓣层前面和后面其余的基质细胞则处于活化状态,细胞核呈高反光,并可看到细胞质突起[11]。LASIK术后角膜神经的IVCM检查结果显示,上皮基底层下及角膜基质瓣区域的神经纤维束数量在术后1周减少90%以上。这些神经纤维束在术后3个月至1年逐渐增多,但是即便3年后角膜神经纤维再生仍不完全(图4-4c)[13]。

人们还用IVCM对屈光手术并发症进行检测[9]。存在角膜浸润的一些病灶,IVCM可帮助将角膜瓣间细胞浸润(一般为单核细胞和粒细胞)所致的弥散性板层角膜炎(diffuse lamellar keratitis,DLK)和感染性角膜炎区分开。最后,IVCM在描述和比较屈光手术新技术或设备的创伤愈合反应及角膜改变方面的作用令人关注(图4-4)[11]。

角膜手术

在许多评估穿透性角膜移植、板层角膜移植、角膜交联术、羊膜移植术后角膜创口愈合的研究中都有用到IVCM。

由于所有角膜细胞都能用IVCM进行检测,本方法不仅有助于穿透性角膜移植术术前评估,也能用于术后角膜变化的跟踪随访。IVCM已证实角膜上皮细胞、基质细胞、神经及内皮细胞密度术后显著减少[14]。有趣的是,IVCM图像显示同种异体角膜移植排斥反应时有局部高反射树枝状细胞积聚于基底层和前弹力层的现象,据推测可能是朗格汉斯细胞,与角膜基质细胞改变有关。这可成为早期排除诊断的重要手段之一[15]。

最近,IVCM也被用于分析深板层角膜移植的分界面情况,比较不同手术方法疗效,测量前部板层移植术板层深度,以及评估后弹力层撕除的角膜内皮移植(DSEK或DSAEK)术后角膜情况。

IVCM可直接显示角膜交联术的光聚效应和可能发生的并发症。术

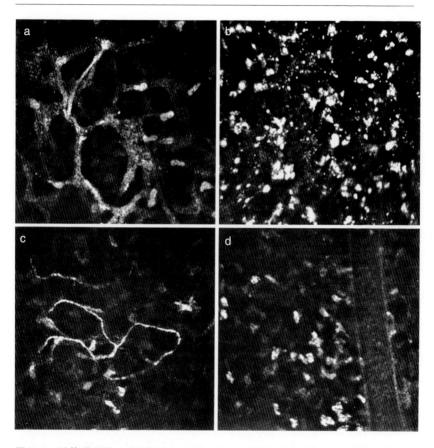

图4-4　活体共聚焦显微镜（IVCM）（400μm×400μm，HRT-RCM）下屈光手术后角膜：（a）激活的基质细胞呈高反射，可见细胞突起；（b）角膜瓣分界处大小不一的高反射颗粒；（c）异常角膜神经；（d）飞秒激光切割后的角膜瓣边缘。

后，可看到前部和中部基质层中分布稀疏的基质细胞及角膜基质水肿，但不伴内皮细胞损伤。术后6个月，基质细胞数量正常，这与基质层纤维细胞密度增加有关[16]。

　　对移植的羊膜形态及其降解的观察也能通过IVCM实现。羊膜基质呈现表层致密纤维层和其下疏松排列的纤维网层。

其他临床应用

青光眼滤过手术的长期成效主要有赖于功能性滤过泡的发展。IVCM可检测到上皮微囊、上皮下结缔组织、血管、结膜滤过组织内炎性细胞(图4-5a,b)[17]。有了细胞水平的图像，临床医师可更好地预测这些滤过泡的结局，并最终采取特定的治疗以提高手术的成功率。

IVCM也被用来检测角膜接触镜引起的角膜改变。该技术被用于不同类型镜片材料的鉴别及角膜并发症的诊断。

IVCM可显示各种系统性和(或)眼部疾病相关的角膜改变：糖尿病、Fabry病、肾病型胱氨酸症(图4-5c)、马方综合征、圆锥角膜、系统性药物[如胺碘酮(图4-5d)、氯喹等]使用相关角膜病、眼干燥症、特应性角结膜炎及葡萄膜炎等。

IVCM的局限性

为了获得高分辨率IVCM图像，以及完成一次动态检查，需要患者具有非常好的依从性。IVCM仍是一项在高度敏感人眼上进行的接触性诊断工具，IVCM检查会引起眼部不适，并因此使眼球运动增加，导致图像变得模糊。

要使IVCM发挥其作用，必须要一位有经验的操作者来完成检查和解读。由于许多结构是非典型的，图像需要被仔细解读。又因为IVCM的视野很小，操作者需要将物镜在眼球表面来回移动。同样，当重复进行IVCM检查以对病情改变进行跟踪随访时，经过一段时间再对角膜上同一区域进行成像的难度是主要局限之一。

最后，IVCM目前的分辨率和染色的缺失限制了IVCM的形态学分析。显微物镜和图像处理的新进展必将提高分辨率，从而获得更为准确的形态学分析结果。未来的IVCM也将能通过滴注法进行染色检查，促进IVCM图像分析和诊断能力。

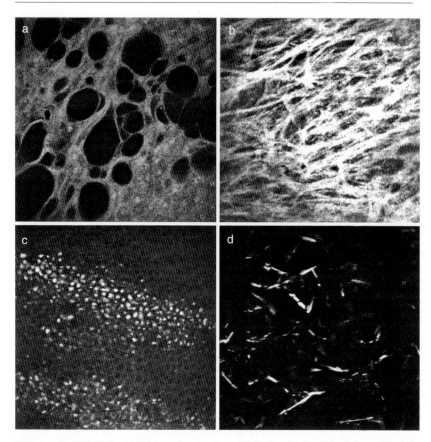

图4-5　活体共聚焦显微镜(IVCM)(400μm×400μm,HRT-RCM)示:(a)功能性滤过泡的结膜上皮内的多个微囊;(b)无功能的滤过泡的致密结缔组织;(c)胺碘酮所致角膜上皮内沉积;(d)肾病型胱氨酸症中沉积于角膜上皮和基质内的结晶。

眼前节OCT

　　眼前节结构分析是眼科研究中不可或缺的组成部分,许多临床表现需要这部分结构的精确描述,不仅从空间关系上,还要从组织结构的维度层面上。在日常临床实践中,角膜成像通常用裂隙灯进行,然而,这种方法并不能提供客观的量化评估，新的成像技术诸如眼前节OCT刚好克服了这些问题。

眼前节OCT的工作原理

OCT是一种非侵入性的技术，它在活体组织上利用低相干干涉原理获得组织结构的截面。该技术测量光脉冲在被分析物体的传播延时及反射光光强，并将其与参考反射镜反射的光对比，这两组光叠加的现象称为干涉。信号强度取决于组织的光学特性，该设备使用这些记录来重塑被检查结构的一个矢状横断面。事实上，OCT的工作原理类似超声波扫描，只是前者利用光取代了超声波。

由于光的速度是超声波的100万倍，这种成像技术可实现几个微米级别的纵向分辨率。自1995年首次由Carl Zeiss公司(美国都柏林市)面市以来，OCT在眼科大多用来提供眼后节的图像。眼前节的第一幅光学相干图像则是在1994年由为眼后节设计的波长为820nm的OCT呈现的。这种新的成像技术随后用来评估屈光手术的解剖学变化，并逐步配合裂隙灯作为临床眼前节检查的常规方法。然而，用该系统获得的眼前节图像并不总是有很好的质量。这是因为图像采集所需的时间在1~5s之间，也就是说源于眼球微动的图像失真是无法避免的。此外，为(凹的)视网膜设计的图像运算法则会使(凸的)角膜和眼前节的图像失真。最终，波长为820nm的光仅获得穿透范围局限于巩膜、角膜缘及虹膜的信号，而不可能观察更后面的结构。2001年，应用1310nm波长的高速OCT(每秒8张)得以面世，从而允许展示眼前节最佳可视效果。此波长可更好地穿透不透光组织，如巩膜和角膜缘，使分析房角成为可能。从那以后，分析眼前节，尤其是角膜的新频域OCT面市。前节OCT(AS-OCT)作为一种提供活体眼前段断面的新成像技术，已发现可应用于许多方面。

临床应用

角膜厚度评估

当然，这个重复性好、完全非侵入性技术已经给眼前节的生物学评估带来很大的好处。新的AS-OCT设备能够测量整个角膜厚度以及从上皮细胞层的内皮细胞层的每个角膜层次的厚度,可准确测量激光角膜切削术造成的角膜沉积的深度(图4-6)。AS-OCT测量的角膜厚度可靠性、重现性好,并且与超声波所测厚度高度一致,尤其是使用Stratus和 Fourierdomain OCT[18,19]。上皮厚度三维图的质量也大大提高,即使这些新的数据仍有待验证。

屈光手术

包括表面切削、准分子激光原位角膜磨镶术(LASIK)、飞秒激光辅助角膜瓣制作的屈光手术(图4-7a,b)、角膜基质环植入(图4-8)等在内的角膜屈光手术,都会导致角膜形态和屈光状态的明显改变,并伴随细胞

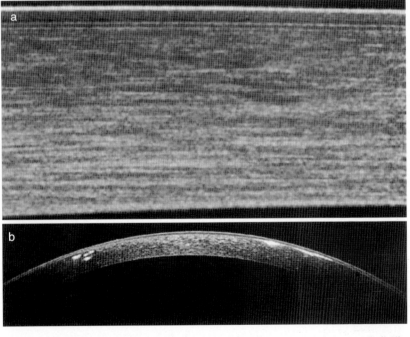

图4-6 眼前节谱域(频域)光学相干断层扫描图像(SD-OCT)示:(a)正常角膜;(b)Avellino角膜营养不良。

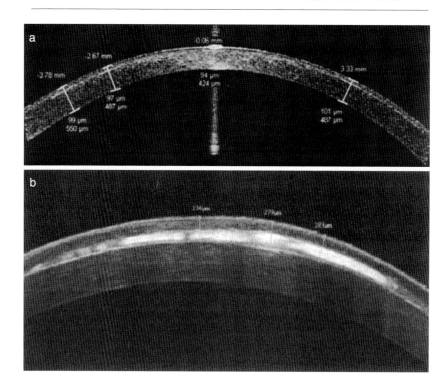

图4-7 眼前节光学相干断层扫描仪(AS-OCT,Visante OCT®)图像示:(a)LASIK术后,飞秒制作的角膜瓣评估;(b)LASIK术后上皮植入,上皮植入表现为角膜瓣内高反射的沉积伴随角膜瓣增厚。

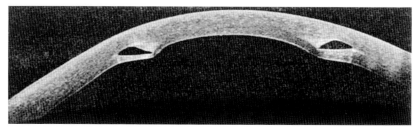

图4-8 眼前节谱域光相干断层扫描图像(SD-OCT)示:植入于圆锥角膜的角膜环。

结构的重塑。角膜影像技术的极大改进现已能实现包括角膜创伤愈合在内的活体微观跟踪随访,并已成为我们优化治疗方案和手术步骤的有用工具。

在术前,高分辨率的AS-OCT,即Stratus和Fourier-domain OCT,能通过定性成像和定量A模式对角膜厚度、角膜内瘢痕的定位及体积、之前的LASIK界面深度进行精密测量。而且,由于基于干涉法的新成像程序的研发,对角膜水合度、折射率也能进行测量[20]。角膜屈光手术后,用高分辨率AS-OCT的上皮或全角膜厚度三维图能对伤口愈合进行活体跟踪随访[21]。LASIK角膜瓣能从中央到周边进行精确成像,分界面的光衍射也能被测量并用以探究对对比敏感性的影响。事实上,有了AS-OCT,飞秒激光辅助的LASIK已被证明能更精确、均匀地制作角膜瓣[22]。而且,对角膜曲率和屈光度变化的测量使我们能更好地了解角膜切除术和屈光状态改变之间的关系,这已成为二次角膜/眼内手术前的必要检查。

角膜手术后角膜重塑和(或)屈光模式复杂的演变过程能用高分辨率AS-OCT进行分析,能更好地确定致病机制,从细微的上皮再生到真正的扩张。联合AS-OCT和共聚焦显微镜,角膜瓣界面处的沉积物、微皱褶可容易地进行特征性检测,以便能更好地明确治疗方案。事实上,AS-OCT可显示不明原因的可能会导致术后患者视力下降的微皱褶[23]。继发的病理性结构包括上皮基底层变性及类似Salzmann结节状退变,也能用高分辨AS-OCT进行补充诊断。

此外,在有晶体眼人工晶体植入方面,G. Baikoff的研究结果已清楚地证明了AS-OCT在以下方面的优点:术前准确评估适宜植入的前房空间,术后随访分析角膜、人工晶体、晶体之间的关系(图4-9a,b)[24]。

角膜移植

眼前节结构影像是随访分析角膜移植的重点之一。现在AS-OCT提供了有用的定性及定量数据,尤其是分析像深板层角膜移植、内皮移植术等角膜移植新方法中的角膜结构。而且,AS-OCT通过研究植片邻近结构和其他前段结构对术后并发症的诊断做出了贡献,在角膜植片病理性改变用标准临床检查较难检测时显得尤为重要。

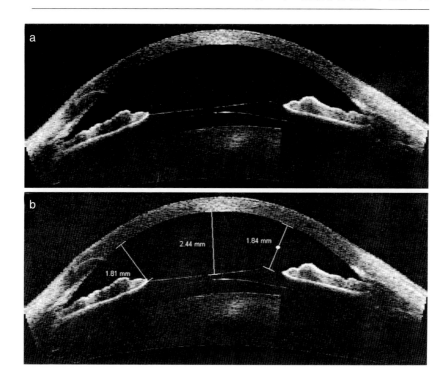

图4-9 眼前节光学相干断层扫描仪(AS-OCT)图像示:(a)有晶体眼人工晶体及其(b)定量测量。

穿透性角膜移植术后,AS-OCT能分析整个植片的位置和它的显微特征,如厚度和曲率(图4-10a)。自从激光辅助穿透性角膜移植术发展后,AS-OCT已成为评价植片和角膜之间界面的有用工具,有助于手术技术的提升。而且长期并发症,如后弹力层脱离和继发性青光眼,也能用AS-OCT来更好地诊断,即便有严重水肿存在。在新式移植过程中,AS-OCT帮助术前分析角膜疾病和前节的维度,这样才能更好地明确正确的手术步骤。

由于AS-OCT能随访检测与内皮功能相关的角膜厚度[25],并能诊断包括后弹力层分离、虹膜与角膜植片粘连所致迟发性瞳孔闭锁在内的早晚期并发症,新发展的角膜内皮移植(如自动板层刀辅助的后弹力层撕除角

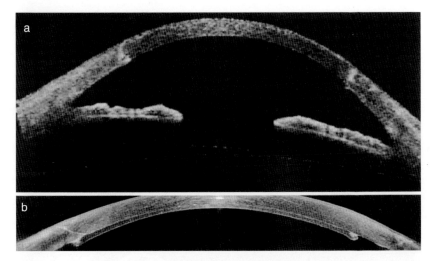

图4-10　(a)眼前节光学相干断层扫描仪(AS-OCT)图像示全层角膜移植术后角膜和植片之间完美的分界面;(b)眼前节谱域光相干断层扫描图像(SD-OCT)示自动板层刀辅助的后弹力层撕除角膜内皮移植(DSAEK)。

膜内皮移植,DSAEK)患者术后的管理才有了显著的提高(图4-10b)。其他出乎意料的并发症,如分界面处上皮内生,也能用AS-OCT进行检测。

最后,AS-OCT能在活体随访检测羊膜移植后的角膜创伤愈合、羊膜长入浅表角膜的过程,从而取代羊膜移植后的其他临床检查。

局限性

AS-OCT可对整个角膜架构进行活体成像。新系统基于不同波长、更好的信号传导及计算机处理的改进提高了AS-OCT的空间分辨率和深层结构分析水平。然而,AS-OCT仍然不能达到IVCM的测微精度。尽管它是一种非接触性技术,但仍需要经验丰富的操作者进行正确操作和准确分析。为了达到超声测量厚度金标准的水准,AS-OCT厚度测量的可靠性有待进一步评估和提高。到目前为止,AS-OCT仅能做到轴向成像,但未来新的实验装置应能做到平面成像。

小结

　　IVCM和AS-OCT是非侵入性的成像技术，能提供高分辨率角膜图像。它们的许多临床应用已被证实。IVCM能提供活体类组织学角膜图像，已在感染性角膜炎、角膜营养不良、屈光手术中被广泛应用。AS-OCT非侵入性提供眼前段横断面图像，已在屈光手术、眼前段手术、角膜移植中显示了它的功用。今后，IVCM和AS-OCT还将互补提供从角膜微观的细胞成像到角膜架构三维成像的定性、定量数据。这些技术将不仅有更高的分辨率，还会有活体染色、三维和二维图像重建软件，或结合两项技术提供角膜和眼前节结构细胞水平的非侵入性活体重建。

参考文献

1. Zhivov A, Stachs O, Kraak R et al (2006) In vivo confocal microscopy of the ocular surface. Ocul Surf 4(2):81–93
2. Labbe A, Khammari C, Dupas B et al (2009) Contribution of in vivo confocal microscopy to the diagnosis and management of infectious keratitis. Ocul Surf 7(1):41–52
3. Brasnu E, Bourcier T, Dupas B et al (2007) In vivo confocal microscopy in fungal keratitis. Br J Ophthalmol 91(5):588–591
4. Kaufman SC, Musch DC, Belin MW et al (2004) Confocal microscopy: a report by the American Academy of Ophthalmology. Ophthalmology 111(2):396–406
5. Niederer RL, McGhee CN (2010) Clinical in vivo confocal microscopy of the human cornea in health and disease. Prog Retin Eye Res 29(1):30–58
6. Patel DV, Grupcheva CN, McGhee CN (2005) Imaging the microstructural abnormalities of meesmann corneal dystrophy by in vivo confocal microscopy. Cornea 24(6):669–673
7. Labbe A, Nicola RD, Dupas B et al (2006) Epithelial basement membrane dystrophy: evaluation with the HRT II Rostock Cornea Module. Ophthalmology 113(8):1301–1308
8. Kobayashi A, Sugiyama K (2007) In vivo laser confocal microscopy findings for Bowman's layer dystrophies (Thiel-Behnke and Reis-Bucklers corneal dystrophies). Ophthalmology 114(1):69–75
9. Kaufman SC, Kaufman HE (2006) How has confocal microscopy helped us in refractive surgery? Curr Opin Ophthalmol 17(4):380–388
10. Jalbert I, Stapleton F, Papas E et al (2003) In vivo confocal microscopy of the human cornea. Br J Ophthalmol 87(2):225–236
11. Sonigo B, Iordanidou V, Chong-Sit D et al (2006) In vivo corneal confocal microscopy comparison of intralase femtosecond laser and mechanical microkeratome for laser in situ keratomileusis. Invest Ophthalmol Vis Sci 47(7):2803–2811
12. Erie JC, Nau CB, McLaren JW et al (2004) Long-term keratocyte deficits in the corneal stroma after LASIK. Ophthalmology 111(7):1356–1361
13. Calvillo MP, McLaren JW, Hodge DO, Bourne WM (2004) Corneal reinnervation after LASIK: prospective 3-year longitudinal study. Invest Ophthalmol Vis Sci 45(11):3991–3996

14. Niederer RL, Perumal D, Sherwin T, McGhee CN (2007) Corneal innervation and cellular changes after corneal transplantation: an in vivo confocal microscopy study. Invest Ophthalmol Vis Sci 48(2):621–626

15. Niederer RL, Sherwin T, McGhee CN (2007) In vivo confocal microscopy of subepithelial infiltrates in human corneal transplant rejection. Cornea 26(4):501–504

16. Mazzotta C, Balestrazzi A, Traversi C et al (2007) Treatment of progressive keratoconus by riboflavin-UVA-induced cross-linking of corneal collagen: ultrastructural analysis by Heidelberg Retinal Tomograph II in vivo confocal microscopy in humans. Cornea 26(4):390–397

17. Labbe A, Dupas B, Hamard P, Baudouin C (2005) In vivo confocal microscopy study of blebs after filtering surgery. Ophthalmology 112(11):1979

18. Prakash G, Agarwal A, Jacob S (2009) Comparison of Fourier-domain and time-domain optical coherence tomography for assessment of corneal thickness and intersession repeatability. Am J Ophthalmol 148(2):282–90.e2

19. Simpson T, Fonn D (2008) Optical coherence tomography of the anterior segment. Ocul Surf 6(3):117–127

20. Knuttel A, Bonev S, Knaak W (2004) New method for evaluation of in vivo scattering and refractive index properties obtained with optical coherence tomography. J Biomed Opt 9(2):265–273

21. Li Y, Netto MV, Shekhar R et al (2007) A longitudinal study of LASIK flap and stromal thickness with high-speed optical coherence tomography. Ophthalmology 114(6):1124–1132

22. Stahl JE, Durrie DS, Schwendeman FJ, Boghossian AJ (2007) Anterior segment OCT analysis of thin IntraLase femtosecond flaps. J Refract Surg 23(6):555–558

23. Ustundag C, Bahcecioglu H, Ozdamar A et al (2000) Optical coherence tomography for evaluation of anatomical changes in the cornea after laser in situ keratomileusis. J Cataract Refract Surg 26(10):1458–1462

24. Baikoff G (2006) Anterior segment OCT and phakic intraocular lenses: a perspective. J Cataract Refract Surg 32(11):1827–1835

25. Shih CY, Ritterband DC, Palmiero PM (2009) The use of postoperative slit-lamp optical coherence tomography to predict primary failure in descemet stripping automated endothelial keratoplasty. Am J Ophthalmol 147(5):796–800, e1

角膜抗新生血管治疗方法的选择　　第 **5** 章

Claus Cursiefen, Felix Bock

核心内容

● 角膜通过多种机制维持其进化过程中高度保守的无血管状态（"免疫赦免"）。

● 角膜新生血管形成与最常见的角膜致盲疾病密切相关。

● 角膜血管生成主要是由角膜炎症、角膜缺氧(如佩戴角膜接触镜)和角膜缘抗血管增生屏障功能的缺损(多见于无虹膜和化学伤)所造成。

● 在角膜发生炎症时,新生血管形成(即肉眼可见的病理性血管长入角膜)常伴随淋巴增生(即肉眼不可见的淋巴管)。

● 病理状态下的角膜淋巴管在裂隙灯下不可见,但在移植切除后的血管化角膜上用特殊的免疫组织化学法标记或在活体上用激光共焦显微镜均可观察到。

● 术前已经存在的角膜新生血管及淋巴管是引起免疫排斥的高危因素,术后发生的新生血管的生长也是导致免疫排斥的重要原因。

● 术前及术后应用新型的抗新生血管和抗淋巴增生药物,能使新生血管回退,从而减少低危和高危角膜移植术后的免疫排斥反应,提高移植成功率(新的治疗概念)。

● 眼表滴用及结膜下注射抗VEGF药物(无商业化产品)是治疗未成熟的处于活动外生期的角膜新生血管的有效途径。但需考虑神经营养不良性角膜病变和基质/上皮延迟愈合等副作用。

● 靶向胰岛素受体底物(Insulin Receptor Substrate-1)是治疗新生血管和淋巴增生的另一种前景光明的新方法,现已进入Ⅲ期临床试验。

> ● 糖皮质激素不仅用来抗炎，也能用于抑制血管及淋巴管生成，其中泼尼松龙/地塞米松是最强有效的淋巴管增生抑制剂。
>
> ● 角膜淋巴增生不仅是角膜移植排斥的首要原因，而且还参与了免疫介导的干眼疾病和眼表肿瘤的转移。

引言

角膜的无血管特性对维持角膜透明性有极为重要的作用，同时也是维持良好视力的基本保障。因此，在所有需要良好视力的高等动物中，角膜均具有保持无血管和无淋巴管的特性（"角膜拥有血管生成的赦免"）[1-3]。然而，一些疾病以及手术操作能导致角膜新生血管（即肉眼可见的血管从角膜缘向中央生长）以及淋巴增生（即肉眼不可见的淋巴管从角膜缘向中央生长[1,2]）。角膜血管和淋巴管增生会导致视力的急剧下降甚至失明，同时会给后续的穿透性或板层角膜移植带来极高的风险[1,2]。事实上，角膜血管增生与全球第一位的致盲疾病（沙眼）以及西方国家最易导致失明的感染性角膜炎（疱疹性角膜炎[1,2]）的发生密切相关。虽然动物角膜用于研究新生血管发生机制的模型已经有数十年的历史，但对人角膜如何维持无血管的分子学研究直至近几年才发展起来[4]。尽管如此，近些年在揭示角膜血管及淋巴管增生赦免的机制研究方面还是取得了巨大的进步[5-8]。角膜的淋巴管增生最近被证实在角膜移植后免疫应答的诱导方面有着不可或缺的重要性，所以新型的抗新生血管和抗淋巴管增生药物将成为增加低危及高危角膜移植成功率的新措施[5,9]。

"角膜拥有血管生成的赦免"或者说"正常角膜如何保持无血管性？"

角膜由于它的解剖位置暴露，经常接触许多轻微的炎性刺激，而炎症刺激易诱发新生血管，但角膜仍能保持其无血管性[1,3,4]。与其他的组织相比，甚至在更为严重的创伤，如屈光手术后，角膜一般也不会有血管增生反应。这就是所谓的"血管生成的赦免"[1,3,4],它不仅是良好视力的基本保证,同时对无血管的低危角膜移植术后的植片存活率也起着重要的作用。因为对这些眼球而言,移植的角膜在导致角膜术后排斥反应的免疫反射弧的输入端(淋巴系统)和输出端(血管)实际上存在分离[1,2,5,9,10]。最近的研究表明,角膜运用多种机制来维持它的无血管性,能抵御多种低于阈值的血管生成刺激因子。事实上,这些机制中的一部分能详细阐述证明角膜的无血管性是进化过程中非常重要的一步。首先,角膜包含很多抗血管及淋巴管增生的内源性的抑制剂(例如PEDF、血小板反应蛋白1和2、抗血管增生基质的剪切产物如血管增生抑制素和内皮抑制素、IL1-RA等)[1,11]。这些抗血管生长因子位于角膜的内层及外层(即后弹力层和上皮基底膜)来对抗来自里面(例如增殖性糖尿病视网膜病变时,房水内含有的高浓度的血管生长因子)或者外面(例如来自泪膜的血管增生因子[1,11])的血管增生刺激。用缺乏一种或者几种抗血管生长因子(如血小板反应蛋白1和2)的小鼠进行动物实验,证明角膜血管赦免是多方面组成的,所以缺乏一两种这些因子并不会导致自发的角膜缘血管向内生长[3,4]。这与其他眼内组织不一样,比如虹膜,当虹膜缺了这些因子就会导致血管增生[4]。这就证明在进化中,角膜获得了稳定而且复杂的抗血管生长系统,在一般情况下都能保持它的无血管性,除非受到超过它保护范围的严重的(通常为炎症或感染)能引起血管增生的刺激,这种刺激通常威胁到整个眼球的完整性,甚至危及生命[3,4]。其次,角膜有一种受体诱捕机制,也就是用"假"的受体去结合并中和血管生长因子并使之失效。例如在角膜上皮上异位表达的VEGF受体(VEGFR-3,图5-1),或者VEGF-1受体和VEGF-2受体以及白细胞介素-1受体的可溶形态。角膜的第三种机制是从分子水平阻断缺氧(缺氧诱导因子,HIF)引起的促血管生长因子的上调,如VEGF,从而阻断缺氧引起的血管生长。

给临床医生的提示
- 角膜和软骨是人体唯一无血管的组织。
- 角膜的无血管性是靠诸多复杂的机制各司其职实现的,即所谓的"角膜拥有血管生成的赦免"。

●一旦角膜血管生成的赦免被破坏，角膜将新生血管化。全球第一位的致盲疾病(沙眼)以及发达国家最易导致失明的感染性角膜炎(疱疹性角膜炎)均与角膜血管化密切相关。

角膜血管及淋巴增生：机制和临床特点
通用机制

根据FOLKMAN原则，每个组织中血管增生和抗血管增生因素的平衡

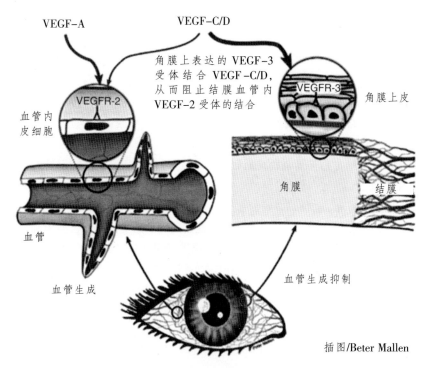

角膜上表达的 VEGF-3 受体结合 VEGF-C/D，从而阻止结膜血管内 VEGF-2 受体的结合

插图/Beter Mallen

图5-1 角膜血管生成的赦免由多种复杂机制维持。其中一种有趣的机制是诱捕受体的表达。在角膜上皮异位表达的VEGF-3受体(VEGFR-3)结合并中和血管增生因子，例如VEGF-C和VEGF-D，并使之失效，进一步阻止它们与邻近的结膜血管内的正常受体结合，以此来维持角膜的无血管性。(From Ref.[12])(见彩图)

来决定是否发生血管增生。如果这个平衡倾向血管增生因素,血管就开始向外生长("血管生长开关"),然而如果抑制剂占据优势,血管又将停止增生。近年来,越来越多的血管生长因子(最初的生长因子都来源于VEGF家族(包括VEGF-A、VEGF-C、VEGF-D、FGF、IL1等)和抑制因子都被发现并确认[13]。病理性血管增生(为与淋巴管增生区别,我们后来称之为新生血管)和淋巴管增生主要在角膜炎症、角膜缺氧或者角膜缘屏障缺损的情况下发生[3,4,12,14]。临床上与角膜新生血管相关的疾病包括角膜炎(疱疹性或细菌性)、角膜接触镜的佩戴、先天性或后天所致(主要是化学烧伤[3,4,12,14])的角膜缘结构缺损。此外,继发性的角膜新生血管一般发生于角膜手术操作后,并主要发生在角膜的缝合处(例如角膜创口缝合术后、角膜移植术后、角膜肿物切除术后等[15])。VEGF家族的生长因子已被证实在炎症性血管增生和淋巴管增生中都扮演着重要角色[1,9,16]。血管增生因子的释放基本由以下两种因素诱导产生:炎症和炎症细胞因子(对角膜而言即角膜炎)和缺氧(对角膜组织而言即佩戴角膜接触镜)。角膜中的血管及淋巴管增生因子有多种来源,但炎症细胞,尤其是巨噬细胞更为重要。因此在炎症侵犯角膜时,如果早期清除巨噬细胞几乎能完全抑制角膜血管及淋巴管的增生。

角膜血管及淋巴管增生的临床结果

角膜新生血管能导致视力的下降,不仅是因为血管本身的存在,也因为从未成熟的角膜血管中渗漏出的物质,包括水渗漏引起的角膜水肿,油脂渗漏引起的油脂性角膜病以及在佩戴角膜接触镜的患者中发生的基质内或上皮下的出血。此外,在深板层角膜移植术后植床植片连接面可能发生新生血管并导致严重的视力下降。而且像下文指出的,角膜新生血管会影响已血管化的高危角膜移植的预后。事实上,角膜移植协会[17](以及其他许多临床和实验研究[2])均表明,角膜移植术前已存在的角膜血管是术后免疫排斥的最主要因素。在最近一个对近25 000名做过角膜移植术的患者进行的系统评价分析(meta-analysis)中,证实角膜新生血管是造成移植失败和免疫排斥的重要危险因素[18],同时新生血管所累积的象限越多风险也随之越大。

给临床医生的提示

● 当角膜中血管生成因子前体和抗血管生成因子的平衡向角膜血管生成倾斜时,将发生血管及淋巴管增生。

● 临床上最常见的与角膜新生血管有着密切联系的疾病有角膜炎症、角膜缺氧(佩戴角膜接触镜)及角膜缘屏障功能破坏(化学伤)。

● 角膜新生血管导致视力的下降,不仅是因为血管本身的存在,也因为水、油脂和红细胞的渗漏。

● 角膜移植术前存在的角膜血管及淋巴管是术后免疫排斥反应发生的重要危险因素。

角膜移植术后血管及淋巴管增生对免疫反应的重要性

上文提到,角膜新生血管已被证实是角膜移植术后免疫排斥的主要危险因素[17]。但直到目前为止,像角膜新生血管一样,仅发生在角膜移植术后的临床上不可见的淋巴管增生的作用仍不清楚[15,19,20]。

低危角膜移植术后的角膜新生血管

超过50%的低危角膜移植术后的患者(手术前角膜无血管)手术后一年内会出现角膜新生血管[15]。新生血管主要位于6点和12点位置,并且有向缝线的外缝合点生长的趋势。其中大约10%的患者,新生血管能生长到供体植片中。最近,在小鼠模型上证实低危角膜移植术后,新生的毛细血管常伴随着生物显微镜下不可见的淋巴管生长[7,9]。事实上,该实验证实角膜移植术后新生血管是诱发后续免疫排斥反应的一个危险因素[7,9]。因而,针对新生血管及新生淋巴管的治疗对提高低危角膜移植的成功率有着深远意义。

高危角膜移植术后的角膜新生血管

在高危角膜移植术后,术前存在的角膜血管有增生的趋势。只有疱疹性角膜炎的角膜移植手术能去除导致血管新生的刺激物,从而使角膜新生血管的发生减少。动物实验最近明确证实,在高危角膜移植术后,即使去除了大部分血管,角膜血管及淋巴管仍将进一步增生。此外,在小鼠模型实验中证实,通过有效地抑制血管生长,即使在高危角膜移植术后也能提高移植的成功率。这对刚刚发生炎症的"热"眼球和炎症已完全控制的、血管已部分退化的、炎症超过数月的眼球(中危型)都成立。在动物模型中,甚至在那些血管已退化的陈旧性炎症角膜上实施角膜移植术后,再进行抗VEGF治疗仍能提高植片存活率。

给临床医生的提示

- 在术前植床无血管的低危角膜移植中,术后将发生角膜新生血管有50%的概率。
- 动物实验证实,角膜移植术后的角膜新生血管常伴随临床不可见的淋巴管增生。
- 角膜血管和淋巴增生被证实是角膜移植术后免疫排斥反应的重要危险因素。
- 通过术后抑制血管和淋巴管增生能提高低危和高危角膜移植术的植片存活率(小鼠实验)。
- 在圆锥角膜患者中,我们需关注隐形眼镜诱发的角膜新生血管,这可能增加免疫排斥的风险,从而降低随后的角膜移植术的成功率,以及导致深板层角膜移植术后植床面的出血。

角膜淋巴管增生:角膜移植排斥的必要条件

淋巴管增生最近备受关注,因为它在肿瘤转移以及器官移植后的同种异体免疫反应中扮演着重要角色[21]。虽然100多年前已认识到正常的无血管角膜能被血管侵入,但正常的无淋巴管的人角膜是否能被角膜缘的淋巴环侵入是直到最近才清楚的[1,11]。导致该认知不明确的主要原因是:①淋巴管与充满红细胞的血管不同,在一般倍率的裂隙灯显微镜下并不可见;②缺乏淋巴内皮细胞层的特殊标记物。后者在最近5~10年内,随着几种淋巴内皮细胞层的特殊标记物(例如LYVE-1、Podoplanin、VEGF-3受体[21])的出现已得到解决。这些新的标记物的出现第一次使在血管化的人角膜中精确地辨别淋巴管成为可能[11]。角膜淋巴管常见于短期的角膜炎症或创伤后,也常见于严重血管化的角膜[8]。因此,同时有病理性的血管和临床不可见的淋巴管出现的概率与角膜新生血管的程度紧密相关。可通过裂隙灯进行角膜新生血管严重程度评估。而且最近的研究显示，用激光共聚焦显微镜能在活体角膜中观察到淋巴管（配备角膜组件的HRT-Ⅱ，见下）。因为淋巴管在裂隙灯放大倍率下仍不可见，所以看起来它对角膜透明度的影响没有血管那么大。事实上，动物实验表明角膜抗淋巴管增生的能力并没有像抗血管增生一样具备诸多的防御机制。

通过角膜新生血管的小鼠模型，最近证实在角膜炎症刺激后，角膜血管和淋巴管都会在早期(48h内)有平行生长，并且都是从角膜缘血管网开始[7]。因此，在诸多动物模型中，角膜组织是一个绝佳的研究血管及淋巴管增生以及相关的抑制性药物评估的模型系统[14]。与血管相比，淋巴管在角膜炎症后，趋向于退化地更快且更完全[22]。例如，在较短的时间，约2周的炎症刺激（如角膜缝合）后，小鼠角膜的全部淋巴管会在6个月后完全退化，然而血管仍有部分存留(部分是非灌注血管影)。这与临床上不在新近发炎的眼球上行穿透性角膜移植术，而是等到炎症得到控制后再进行以提高移植成功率的经验相吻合[22]。淋巴管增生受VEGF家族的生长因子VEGF-A、VEGF-C、VEGF-D以及其他如FGF、PDGF等介导[21]。刺激释放主要的淋巴管生长因子VEGF-C来自于自然发生的原发炎症，这就解释了临床上观察到的现象：在角膜炎后通常很快出现角膜淋巴管的增生[8]。

最近的几项研究证实，免疫反应的输入端淋巴管在决定角膜移植成功率上的重要性：在BALB/c小鼠身上，通过颈部淋巴结切除术去除颈部淋巴结，结果显示完全错配的非高危移植术后100%存活[23]，在完全错配的高危移植[24]中存活率也可高达90%。而且在低危(图5-2)甚至高危的角膜移植术后，通过药物抑制淋巴管及血管增生的方法能有效地提高角膜移植的成功率。另外，最近利用小鼠模型模拟不同程度的术前血管化的受体植床，从而比较在完全无血管的受体植床(低危背景)和血管及淋巴管都有增生的受体植床(高危背景)以及只有血管增生的受体植床(称作无淋巴管的高危背景)下角膜移植的存活比例[10](图5-2)。有趣的是，实验结果显示，无血管的角膜和仅有血管增生的角膜植床接受角膜移植的成功率没有太大差异。只有当角膜植床淋巴管和血管同时增生时，成功率才会显著下降。该结果清晰表明，在高危受体植床上进行角膜移植术，淋巴管才是主要

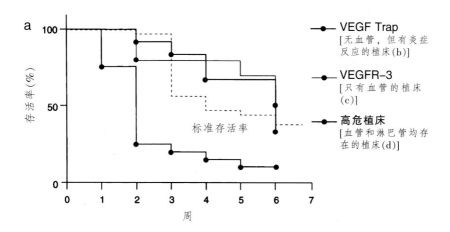

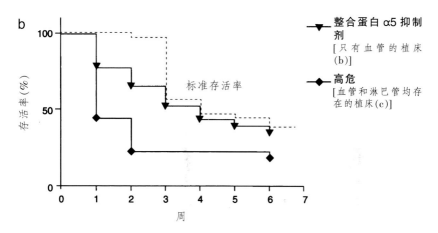

图5-2　术前受体植床的淋巴管决定了移植存活率：在没有淋巴管的受体植床上（红线、绿线、蓝线）比有淋巴管存在的（黑线）植床上行角膜移植术后植片存活得更好[10]。有趣的是，比较绿线（图d，只有血管存在）和红线（图c，血管、淋巴管不存在），可看出术前植床上血管是否存在似乎与术后植片存活无明显相关。不同移植模型全角膜免疫荧光染色分别显示无血管的高危背景（图c，有炎症的，但无血管的受体）、无淋巴管的高危背景（图d、e，有炎症，血管增生但没有淋巴管）、高危背景（图f，有炎症，有血管和淋巴管增生）及一般风险（图g，有血管增生）下进行角膜移植后的新生血管生长情况。（待续）

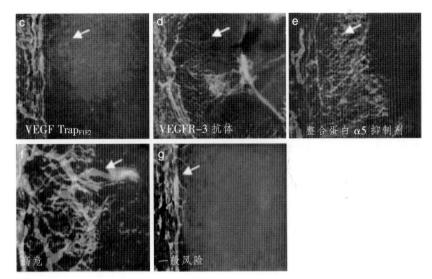

图5-2(续)(见彩图)。

引起高发生率的免疫排斥反应的原因。以上的这些实验均支持抗淋巴管增生治疗能调节角膜移植术后的免疫反应,从而提高移植成功率的新观念[10]。

给临床医生的提示

● 角膜有炎症时,血管和淋巴管会从角膜缘向角膜中央平行生长(同时存在血管和淋巴管增生)。

● 淋巴管在严重血管化角膜及角膜炎症后短期内更常见(如角膜移植、角膜炎、免疫排斥等)。

● 角膜淋巴管决定着高危角膜移植术后植片的命运。

眼干燥症的角膜淋巴管增生

初步证据显示,角膜淋巴管增生参与了慢性炎性眼干燥症的致病过程。在干眼模型研究中,能观察到淋巴管缓慢孤立地向内长入鼠角膜。这些淋巴管充当着导管的角色,将抗原传递至局部淋巴结,从而启动眼干燥症的慢性自身免疫。新研发的抗淋巴增生的治疗方法也因此可能成为未来眼干燥症治疗的一部分。

角膜淋巴管影像

角膜淋巴管在裂隙灯下不可见,那是因为淋巴管腔内几乎不含细胞成分及基底膜,因此与周围细胞外基质的对比度太低。近几年,随着新技术的发展,已能使角膜淋巴管成功显像。

(1)搭配Rostock 角膜组件的HRT–Ⅱ活体激光共聚焦显微镜:该仪器能够使啮齿动物的角膜淋巴管清晰成像,呈现为黑色、中空、无细胞结构的低密度影。通过注射染色剂及随后的免疫组织化学实验可证实该影像所示确为淋巴管。将来这种方法可在临床应用于患者(图5–3)。

(2)活体多光子成像显微镜:这是一种更精确的方法,可在活体角膜上明确分辨出免疫荧光标记过的淋巴管[35]。

基于淋巴管影像技术在动物模型中取得的巨大进步,也许在不久的

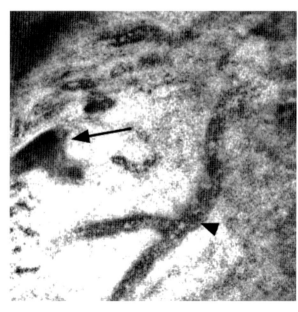

图5–3 在病理性血管化的小鼠角膜中,活体激光共聚焦显微镜(搭配Rostock 角膜组件的HRT–Ⅱ)能观察到的淋巴管。图中箭头指的是无细胞结构的淋巴管,呈现为黑色中空的低密度外观;右侧更小的充满红细胞的则是血管(三角箭头)。

将来，临床上人角膜的淋巴管显像也将成为可能。通过分析一个血管化的高危角膜是否还包含有淋巴管的增生，作为角膜移植术前更精确的风险评估的依据。

给临床医生的提示

- 角膜淋巴管增生可能与慢性炎性眼干燥症的发病机制有关。
- 使用活体激光共聚焦显微镜和多光子成像显微镜能在活体动物角膜中观察到淋巴管。

抗角膜淋巴血管的治疗新方案

抗角膜新生(淋巴)血管的治疗方法大体上分为两种。

1.抗角膜血管增生,也就是阻止新生的未成熟血管的生长(经典的抗血管增生途径)。

2.加快血管退化(意思是促成已形成的成熟病理性血管退化,这对完全血管化前的高危角膜尤为重要)。

成熟的充满外周细胞的血管并不十分依靠VEGF以及其他血管增生因子,所以我们需要另外的物理手段去关闭这些成熟的血管。与之相比,对于未成熟的新生血管,抗VEGF是有效的治疗方法。

如上文所述,淋巴管可能是角膜移植排斥的首要介质[10]。这意味着对角膜移植而言,阻止淋巴管增生是提高植片存活率的充分条件。特异性抗淋巴管增生的抑制剂是迫切需要的, 因为它可能不会干涉角膜创伤修复过程。以下罗列了一些特异性或相对特异性靶向作用于炎症性角膜淋巴管增生的药物。

(1)通过选择性阻断肽键,抑制表达于淋巴血管内皮中整合素上的表达。在特定浓度下,通过阻断活体淋巴血管内皮的整合蛋白α5(integrin alpha 5)的表达,相对特异性地抑制淋巴血管增生,同时不影响血管生长[25]。

(2)通过阻断抗体结合于淋巴血管内皮特异性VEGF-3受体(VEGF receptor 3),也证实能相对特异地抑制炎性淋巴管增生,同时不影响血管生长[26]。

但是，到目前为止，所有的这些方法都还没有进入临床实验并用于患者。希望在不久的将来，这些特异性的抗淋巴管生长药物可能成为角膜移植术后提高植片存活率的潜在治疗方法[10]。

角膜未成熟淋巴管及血管治疗方案

迄今为止，能有效抑制激活的角膜淋巴管及血管新生的药物包括局部应用糖皮质激素、环孢霉素A、抗VEGF药物（如贝伐单抗、雷珠单抗、VEGF Trab和哌加他尼钠）以及GS101/Aganirsen基因治疗药物[也就是靶向作用反义寡核苷酸抑制胰岛素受体底物酶(IRS-1)信号通路的表达]。这些将在后文讨论。大多数这些化合物都不只抑制血管增生，同时也抑制淋巴管增生。

激素

在角膜移植中，激素一直以来都是抗感染治疗的主要手段。激素具有一定的抗新生血管的作用，并且最近研究证实它同样也能抗淋巴增生[27]。激素不仅能抑制炎症细胞聚集，也直接作用于血管内皮细胞。不同激素的抗血管增生和抗淋巴管增生效果差异极大，其中泼尼松龙和地塞米松是最有效的抗淋巴药物。这提示泼尼松龙或地塞米松应该被应用于角膜移植患者中。然而，激素只有部分抗血管增生作用，长期应用会带来严重副作用。因此，需要特异性更高的抗血管增生药物来达到更安全有效的治疗目标。事实上，抗感染和抗血管增生的联合治疗策略（比如激素联合新一代的抗VEGF药）在角膜新生血管实验模型中已取得了良好的疗效（图5-4）。

抗VEGF药（贝伐单抗、雷珠单抗、哌加他尼钠和VEGF Trab）

在动物模型中，抗VEGF药物对角膜新生血管的确有良好的疗效，包括贝伐单抗（商品名Avastin）、雷珠单抗（商品名Lucentis）、哌加他尼钠（商品名Macugen）以及VEGF Trab等。另外，局部应用Avastin、VEGF Trap和Lucentis制备而成的滴眼液也证实能抑制角膜淋巴管增生[10,28]。基于这些实验结果，抗VEGF药物已开始应用于临床（图5-5）。

对于传统治疗方法无效的新生血管化角膜患者，通过对裂隙灯拍摄的角膜新生血管图像进行定量分析，发现使用Avastin滴眼液（未商业化）

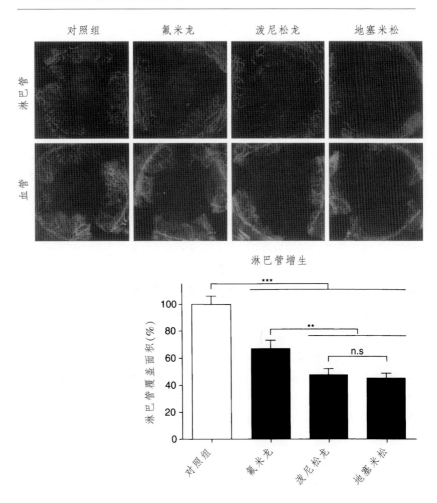

图5-4 激素局部应用后抗血管和抗淋巴管增生的效果比较(From kef.[27])。与对照组相比,氟米龙、波尼松龙和地塞米松三者均有显著的抗血管和淋巴管增生作用;但是,相比氟米龙,波尼松龙和地塞米松的疗效明显更好。因此在角膜移植中,波尼松龙和地塞米松的应用能更有效地抑制淋巴管增生。(待续)

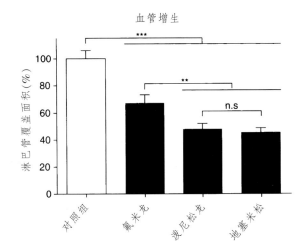

血管增生

图5-4(续)(见彩图)。

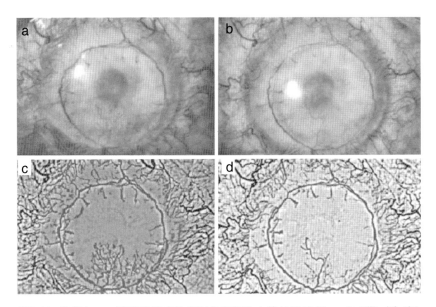

图5-5　使用Avastin滴眼液能有效抑制角膜新生血管的进展(From Ref.[29])。图a和b
分别显示使用Avastin滴眼液前及4周后的裂隙灯图像,可观察到角膜新生血管有明
显减少。图c和d分别为经过图像分析软件处理后的图a和图b,标示了血管分布的
情况。(见彩图)

治疗后取得了显著的疗效,但不稳定[29]。具体是使用浓度为5mg/mL的Avastin滴眼液,每天5次。患者对Avastin眼用制剂的耐受性尚可,但在眼表应用抗VRGF靶向性治疗可能会造成角膜创伤愈合延迟以及神经毒性。以前有很多报道,包括系列病例研究和对照研究,均证实Avastin滴眼或结膜下注射是相对安全有效的治疗手段。因此,用以观察Avastin抑制角膜新生血管治疗的适应证、安全性和有效性的前瞻性随机对照研究是十分必要的。

对于另外几种未商业化的抗VEGF药物,它们的抗角膜新生血管的效果还知之甚少。初步的临床数据显示,Lucentis/Ranibizumab滴眼液有更强的抗角膜新生血管的作用,可能是由于其分子量较小且在角膜中有更好的透过性。临床前期实验数据显示Lucentis/Ranibizumab不仅能作用于角膜新生血管,同时也能对抗角膜淋巴管增生。

抗IRS-1治疗(反义寡核苷酸抗IRS-1)

最近的体外炎症性新生血管模型研究证实IRS-1(胰岛素受体酶-1)是促进新生血管化的重要介质。基于此而研发的特异性阻断IRS-1信号通路的反义寡核苷酸已通过了临床前期实验。根据来自欧洲的前瞻性随机对照多中心的Ⅱ期临床实验数据,证实每天滴用两次抗IRS-1滴眼液(A-ganirsen)能有效抑制角膜新生血管化的进展且患者耐受性良好。动物实验结果显示,该化合物不仅能抑制可见的血管生长,对不可见的淋巴管增生也有抑制作用。在取得满意结果的Ⅱ期临床实验的基础上,Ⅲ期临床实验目前已在欧洲开展。在将来,局部应用抗IRS-1制剂将成为治疗发展中的角膜新生血管的一种安全有效的手段(图5-6)。

给临床医生的提示

●对于活跃生长的角膜血管,现有的治疗手段包括激素、抗VEGF药物和抗IRS-1滴眼液。

●抗VEGF滴眼液,如Avastin和Lucentis,能有效地抑制活跃的角膜新生血管并能使残留的新生血管直径缩小。

●局部应用的抗VEGF药物治疗在眼表的主要副作用是角膜神经毒性和延迟愈合。

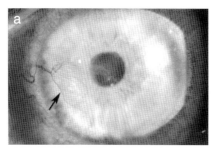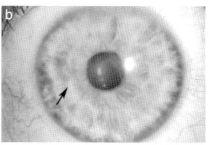

图 5-6　欧洲多中心随机对照Ⅱ期临床实验证实，每天使用两次抗 IRS-1 信号通路的反义寡核苷酸(GS101)滴眼液能有效抑制发展中的角膜新生血管化[30]。图 a 和 b 分别为使用 GS101 滴眼液治疗前后的裂隙灯图像，可观察到治疗后角膜新生血管明显消退(箭头)。(见彩图)

- 每天使用两次抗IRS-1滴眼液在Ⅱ期临床实验中被证实能安全有效地抑制角膜新生血管化。
- 对成熟滋养血管的主要治疗方法是针刺烧灼术结合局部抗VEGF药物。这种治疗方法的主要缺点是在原发病未治愈的情况下血管极易再灌注。

角膜成熟新生血管的治疗

　　血管退化治疗是指使病变角膜中已形成的新生血管回退或闭塞。正如前文提及的，对于新生的、刚长入的角膜血管(所谓的"分支形成期"[31])可通过抑制或去除血管生长因子而实现回退，如抗VEGF治疗。然而，对于形成已久的成熟血管，其包含有大量外周细胞后不再依赖血管生长因子[31]。因此促成这些成熟血管退化的机制更加复杂，需在抗VEGF的基础上，同时考虑促血管生成素-2(Angiopoetin-2)及其受体TIE-2的影响。未成熟血管的可退化期非常短，因此在角膜新生血管向外分支生长开始前是其退化的最佳阶段。此时，必须及时拆除松弛的缝线或停戴导致角膜缺氧的隐形眼镜能促进新生血管的退化。由于迄今为止对于淋巴管形成和维持的机制知之甚微，因此使角膜淋巴管退化的药物治疗方法尚未知晓。幸运的是，角膜淋巴管在炎症刺激消退后似乎也能自发地回退[22]。血管闭塞治疗在某些情况下是非常有用的，比如可为角膜移植预先处理好高度血管化的植床，防止术中大量出血而影响手术视野和操作，还可阻止血管内渗出物沉积于角膜。相比还处于试验阶段的角膜光动力疗法，针刺烧灼术更加可靠、廉价且快速有效。角膜血管可直接烧灼，也可将缝针戳入至血管旁或血管上再烧灼[32]。血管烧灼术后联合局部抗VEGF治疗将会明显降低复发率，包括抗VEGF药物（如Avastin）结膜下注射及滴眼（5mg/mL，5次/天，连续10天）[34]（图5-7）。

眼表应用抗VEGF药物的安全性

目前热门的抗VEGF治疗在眼表的安全性到底是怎么样的呢？从已发表的关于未商业化的抗VEGF药物（主要是贝伐单抗）在体内或体外实验的安全性研究显示，这种特异性的抗血管生长药物是安全的。然而，由于现有的证据有限，一些潜在的并发症已引起关注并需在将来的研究中继续观察。如果从已知的VEGF对角膜或眼前节的生理作用入手去推导抗VEGF药物副作用的话，尤其是考虑到VEGF在促血管生长之外的作用时，那么可预料的抗VEGF药物的副作用包括神经营养、创伤愈合和炎症反应方面。

（1）"神经营养不良性角膜病变"：角膜是人体中神经分布最密集的组织之一。现已知VEGF是潜在的神经营养因子。生理功能正常时，在无血管的透明角膜中也可找到相当数量的VEGF，因此VEGF可能起到营养角膜神经的作用。眼表长期应用抗VEGF药物治疗后可能会减

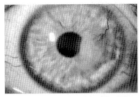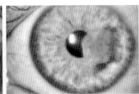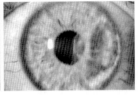

图5-7　血管针刺烧灼术联合局部抗VEGF治疗（包括Avastin结膜下注射及滴眼）使治疗前粗大的成熟滋养血管逐步回退并闭塞。通过这种治疗的植床能大大提高角膜移植术后的植片存活率[34]。左图为术前，中图为治疗后1个月，右图为治疗后15个月。（见彩图）

少角膜的神经分布,导致神经营养不良性角膜病病变或者角膜神经再生障碍。

(2)"免疫反应改变":我们知道VEGF是强有效的炎症细胞趋化因子,同时也是引起炎症反应的"免疫级联放大"效应的必要成分。抗VEGF药物可能影响角膜启动有效免疫反应的能力。

(3)"创伤愈合问题":众所周知,在血管化组织中使用血管生长抑制剂将影响组织的创伤愈合过程。甚至在无血管的透明角膜中,VEGF也在创伤愈合中扮演着重要角色。角膜上皮表达的VEGFR-3能中和VEGF-C与VEGF-D,从而维持角膜的血管赦免特性,同时也可能对上皮增生起作用。另外,VEGF聚集炎症细胞能影响角膜基质的创伤愈合过程,尤其是巨噬细胞。

待解决的难题和未来的研究方向

关于角膜新生血管的治疗还存在很多未解决的难题,包括新生血管发生发展机制的科学解释、抗新生血管新药物的研发以及治疗入选标准的选择和治疗终点的判断等。关于这个领域的研究,最近达成的共识和声明里罗列了当前尚未解决的难题和未来的研究方向[33]。

参考文献

1. Cursiefen C, Chen L, Dana MR, Streilein JW (2003) Corneal lymphangiogenesis: evidence, mechanisms, and implications for corneal transplant immunology. Cornea 22:273–281
2. Streilein JW (2003) Ocular immune privilege: therapeutic opportunities from an experiment of nature. Nat Rev Immunol 3:879–889
3. Cursiefen C, Maruyama K, Bock F, Saban D, Sadrai Z, Lawler J, Dana R, Masli S (2011) Thrombospondin 1 inhibits inflammatory lymphangiogenesis by CD36 ligation on monocytes. J Exp Med 208:1083–1092
4. Cursiefen C, Masli S, Ng TF, Dana MR, Bornstein P, Lawler J, Streilein JW (2004) Roles of thrombospondin-1 and -2 in regulating corneal and iris angiogenesis. Invest Ophthalmol Vis Sci 45:1117–1124
5. Chen L, Hamrah P, Cursiefen C, Zhang Q, Pytowski B, Streilein JW, Dana MR (2004) Vascular endothelial growth factor receptor-3 mediates induction of corneal alloimmunity. Nat Med 10:813–815
6. Collin HB (1966) Endothelial cell lined lymphatics in the vascularized rabbit cornea. Invest Ophthalmol 5:337–354
7. Cursiefen C, Chen L, Borges LP, Jackson D, Cao J, Radziejewski C, D'Amore PA, Dana MR,

Wiegand SJ, Streilein JW (2004) VEGF-A stimulates lymphangiogenesis and hemangiogenesis in inflammatory neovascularization via macrophage recruitment. J Clin Invest 113:1040–1050

8. Cursiefen C, Schlotzer-Schrehardt U, Kuchle M, Sorokin L, Breiteneder-Geleff S, Alitalo K, Jackson D (2002) Lymphatic vessels in vascularized human corneas: immunohistochemical investigation using LYVE-1 and podoplanin. Invest Ophthalmol Vis Sci 43:2127–2135

9. Cursiefen C, Cao J, Chen L, Liu Y, Maruyama K, Jackson D, Kruse FE, Wiegand SJ, Dana MR, Streilein JW (2004) Inhibition of hemangiogenesis and lymphangiogenesis after normal-risk corneal transplantation by neutralizing VEGF promotes graft survival. Invest Ophthalmol Vis Sci 45:2666–2673

10. Dietrich T, Bock F, Yuen D, Hos D, Bachmann BO, Zahn G, Wiegand S, Chen L, Cursiefen C (2010) Cutting edge: lymphatic vessels, not blood vessels, primarily mediate immune rejections after transplantation. J Immunol 184:535–539

11. Chang JH, Gabison EE, Kato T, Azar DT (2001) Corneal neovascularization. Curr Opin Ophthalmol 12:242–249

12. Cursiefen C, Chen L, Saint-Geniez M, Hamrah P, Jin Y, Rashid S, Pytowski B, Persaud K, Wu Y, Streilein JW, Dana R (2006) Nonvascular VEGF receptor 3 expression by corneal epithelium maintains avascularity and vision. Proc Natl Acad Sci USA 103:11405–11410

13. Regenfuss B, Bock F, Parthasarathy A, Cursiefen C (2008) Corneal (lymph)angiogenesis – from bedside to bench and back: a tribute to Judah Folkman. Lymphat Res Biol 6:191–201

14. Cursiefen C, Ikeda S, Nishina PM, Smith RS, Ikeda A, Jackson D, Mo JS, Chen L, Dana MR, Pytowski B, Kruse FE, Streilein JW (2005) Spontaneous corneal hem- and lymphangiogenesis in mice with destrin-mutation depend on VEGFR3 signaling. Am J Pathol 166:1367–1377

15. Cursiefen C, Wenkel H, Martus P, Langenbucher A, Nguyen NX, Seitz B, Kuchle M, Naumann GO (2001) Impact of short-term versus long-term topical steroids on corneal neovascularization after non-high-risk keratoplasty. Graefes Arch Clin Exp Ophthalmol 239:514–521

16. Cursiefen C, Rummelt C, Kuchle M (2000) Immunohistochemical localization of vascular endothelial growth factor, transforming growth factor alpha, and transforming growth factor beta1 in human corneas with neovascularization. Cornea 19:526–533

17. Maguire MG, Stark WJ, Gottsch JD, Stulting RD, Sugar A, Fink NE, Schwartz A (1994) Risk factors for corneal graft failure and rejection in the collaborative corneal transplantation studies. Collaborative Corneal Transplantation Studies Research Group. Ophthalmology 101:1536–1547

18. Bachmann B, Taylor RS, Cursiefen C (2010) Corneal neovascularization as a risk factor for graft failure and rejection after keratoplasty: an evidence-based meta-analysis. Ophthalmology 117:1300–1305, e1307

19. Cursiefen C, Martus P, Nguyen NX, Langenbucher A, Seitz B, Kuchle M (2002) Corneal neovascularization after nonmechanical versus mechanical corneal trephination for non-high-risk keratoplasty. Cornea 21:648–652

20. Bachmann BO, Bock F, Wiegand SJ, Maruyama K, Dana MR, Kruse FE, Luetjen-Drecoll E, Cursiefen C (2008) Promotion of graft survival by vascular endothelial growth factor a neutralization after high-risk corneal transplantation. Arch Ophthalmol 126:71–77

21. Saharinen P, Tammela T, Karkkainen MJ, Alitalo K (2004) Lymphatic vasculature: development, molecular regulation and role in tumor metastasis and inflammation. Trends Immunol 25:387–395

22. Cursiefen C, Maruyama K, Jackson DG, Streilein JW, Kruse FE (2006) Time course of angiogenesis and lymphangiogenesis after brief corneal inflammation. Cornea 25:443–447

23. Yamagami S, Dana MR (2001) The critical role of lymph nodes in corneal alloimmunization and graft rejection. Invest Ophthalmol Vis Sci 42:1293–1298

24. Yamagami S, Dana MR, Tsuru T (2002) Draining lymph nodes play an essential role in alloimmunity generated in response to high-risk corneal transplantation. Cornea 21:405–409

25. Dietrich T, Onderka J, Bock F, Kruse FE, Vossmeyer D, Stragies R, Zahn G, Cursiefen C (2007) Inhibition of inflammatory lymphangiogenesis by integrin alpha5 blockade. Am J Pathol 171:361–372
26. Bock F, Onderka J, Dietrich T, Bachmann B, Pytowski B, Cursiefen C (2008) Blockade of VEGFR3-signalling specifically inhibits lymphangiogenesis in inflammatory corneal neovascularisation. Graefes Arch Clin Exp Ophthalmol 246:115–119
27. Hos D, Saban DR, Bock F, Regenfuss B, Onderka J, Masli S, Cursiefen C (2011) Suppression of inflammatory corneal lymphangiogenesis by application of topical corticosteroids. Arch Ophthalmol 129:445–452
28. Bock F, Onderka J, Dietrich T, Bachmann B, Kruse FE, Paschke M, Zahn G, Cursiefen C (2007) Bevacizumab as a potent inhibitor of inflammatory corneal angiogenesis and lymphangiogenesis. Invest Ophthalmol Vis Sci 48:2545–2552
29. Bock F, Konig Y, Kruse F, Baier M, Cursiefen C (2008) Bevacizumab (Avastin) eye drops inhibit corneal neovascularization. Graefes Arch Clin Exp Ophthalmol 246:281–284
30. Cursiefen C, Bock F, Horn FK, Kruse FE, Seitz B, Borderie V, Fruh B, Thiel MA, Wilhelm F, Geudelin B, Descohand I, Steuhl KP, Hahn A, Meller D (2009) GS-101 antisense oligonucleotide eye drops inhibit corneal neovascularization: interim results of a randomized phase II trial. Ophthalmology 116:1630–1637
31. Cursiefen C, Hofmann-Rummelt C, Kuchle M, Schlotzer-Schrehardt U (2003) Pericyte recruitment in human corneal angiogenesis: an ultrastructural study with clinicopathological correlation. Br J Ophthalmol 87:101–106
32. Pillai CT, Dua HS, Hossain P (2000) Fine needle diathermy occlusion of corneal vessels. Invest Ophthalmol Vis Sci 41:2148–2153
33. Cursiefen C, Colin J, Dana R, Diaz-Llopis M, Faraj L, Garcia-Delpech S, Geerling G, Price F, Remeijer L, Rouse B, Seitz B, Udaondo P, Meller D, Dua H (2012) Consensus statement on indications for anti-angiogenic therapy in the management of corneal diseases associated with neovascularisation: outcome of an expert roundtable. Br J Ophthalmol 96:3–9
34. Koenig Y, Bock F, Kruse FE, Stock K, Cursiefen C (2012) Angioregressive Pretreatment of Mature Corneal Blood Vessels Before Keratoplasty: Fine-Needle Vessel Coagulation Combined With Anti-VEGFs. Cornea Feb 22. [Epub ahead of print]
35. Steven P, Bock F, Hüttmann G, Cursiefen C (2011) Intravital two-photon microscopy of immune cell dynamics in corneal lymphatic vessels. PLoS One 6(10):e26253. Epub 2011 Oct 20

穿透性和板层角膜移植术的供体角膜储存

第 6 章

Elisabeth Pels，Graeme Pollock

核心内容

● 1937年，随着对死者的供体角膜移植的认可,Filatov提出了建立眼库来储存供体角膜[1]。

● 在过去的几十年里,眼库承担起了储存有生物活性、健康的供体角膜的职责,眼科医生必须依靠这些服务作为手术和治疗的一个重要方面。

● 当认识到某些疾病可能通过角膜移植从供体传播至受体,眼库越来越重视供体角膜疾病的筛查,入选标准也越发严格了。

● 如今,随着政府管理和监督力度的加强,眼库对供体角膜的储存有严格的质量保证。质量管理体系和风险评估已成为眼库管理的重要组成方面,其重点不仅在于角膜组织的数量,更重要的是在于供体组织和服务的质量。

● 供体角膜的恢复程序、贮存技术以及最近几年的新发展的组织处理技术都有不同的方法及相关介绍,这些方法在技术性、微生物学及组织评估方面各有利弊。

● 板层角膜内皮植片的制备程序正在迅速发展,但同时对眼库提出了独特的挑战,尤其是处理过程中出现的操作及医源性的损坏。

引言

1937年，随着对死者的供体角膜移植的认可,Filatov提出了建立眼库来贮存供体角膜[1]。过去的许多年里,眼科医生直接管理角膜移植全过程,通常直接负责获取供体组织并进行移植手术。然而,在过去的几十年里,眼库已承担了贮存有生物活性的、无疾病的供体角膜的职责,所以眼外科医生必须靠这些服务来作为他们手术和治疗的一个重要方面。

第一个眼库可能是1944年在纽约成立的"复明眼库"(Eye Bank for Sight Restoration)。当时眼库充当收集中心和简易仓储设施,全眼球摘除后完整地保存在潮湿的容器里,并在24h内用于移植手术。19世纪70年代,随着角巩膜存储液的发展,眼库的业务得以扩展[2]。角巩膜存储液使角膜供体可保存一段时间,从而允许细化角膜的评估程序以确定角膜对特定的角膜移植手术的适宜性和可能疗效。此举与同一时期的移植仪器、手术显微镜和缝合等技术共同促进了角膜移植的快速发展。与此同时,一些疾病通过角膜移植手术由供体角膜传播给受体的案例也在不断增加,从而使眼库对这些疾病的筛查职责也越发重要[3]。许多筛查标准最初都是由美国眼库协会(EBAA,www.restoresight.org)建立并发展起来的,他们在1980年制定了第一套医疗标准。这些标准在严格的定期审查中继续维持且不断更新。其他的眼库及眼库协会如欧洲眼库协会(EEBA,www.europeaneybanks.com)、澳大利亚新西兰联合眼库协会(EBAANZ,www.ebaanz.org)等都是基于EBAA创建的这些标准,建立了一套自己的角膜移植筛查标准,涵盖以下方面:捐助者的选择和检测、人员培训、设备设施、文档编制、角膜的获取和保存等。

如今,随着政府管理和监督力度的加强,眼库在严格的质量保证的标准下提供服务。每个眼库协会都有自己识别风险并使其最小化的基本原则,从而保证和提高移植组织的质量和安全。质量管理体系和风险评估作为眼库管理的重要层面,其重点不仅在于角膜组织的数量,更重要的是在于供体组织和眼库服务的质量。

对供体角膜的恢复方法、贮存技术以及最近几年新发展起来的组织处理技术都有不同的方法及相关介绍,这些方法在技术性、微生物学及组织评估方面各有利弊,这些将在下文提及。然而,采用或选择某种方法需结合医生所在地的条件,从而保证有效、安全和优质的服务。总之,眼库的工作就是递送供移植的眼组织,以保证眼科医生进行安全、高质量的手术从而使患者恢复视力。

供体材料获取

获取方法:就地取角巩膜片后直接转移至保存液中,或者眼球摘除后在眼库实验室中进行角巩膜片的制作。不同的辖区对获取供体材料的法律规定不同,部分地区只允许被授权的医生执行捐献程序,还有部分地区只允许就地取角巩膜片。眼球摘除和就地切除的相关步骤在许多眼库及眼库组织的医疗和技术标准中都有介绍。手术方法的最终确定要在满足当地的医疗条件及法律允许的情况下,术者结合自己的执业经验判断,采用合理的手术方法及预防措施,以尽量减少供体组织的污染及破坏。

技术现状

表6-1总结了就地取角巩膜片和眼球摘除的优缺点。就地取角巩膜片有更高的技术要求,且需一定的时间用笔灯及手持裂隙灯在原地进行仔细的检查。人工前房技术的引进使得就地取角巩膜片可运用于板层移植技术,避免了全眼球摘除手术。眼球摘除手术具有更大的侵害性,因其可能导

表6-1 供体组织获取方式的比较

对比因素		就地切除	眼球摘除
法律规定		组织摘除	器官摘除
技术程序	人员	经过医药或器械培训	简单培训
	时间	较长	较短
	风险	微创	出血风险
眼库设施		不需要	实验室
污染率		相似或高于培养基	
组织评估		笔灯、裂隙灯	裂隙灯
前房检查		笔灯	裂隙灯
组织活性		相似,死亡到切除的时间	
		较短为好	
		过期摘除	

致眼部血管出血,影响捐赠者眼部外观,即使这些并发症并不常见[4]。

捐赠者死亡后,热缺血和不流动的房水将导致角膜内皮细胞进行性溶解甚至死亡,这些损害在随后的角膜保存过程中可能持续进行。

限制从捐赠者循环停止到角膜开始保存的时间,可获得生物活性更好的角膜内皮,但是目前尚未确定绝对合适的时间间隔。相比于低温存储,角膜用于组织培养贮存时所建议的死亡−摘除时间相对延长。常温组织培养贮存提供了一个内置的角膜活性的生存能力试验,可在贮存结束时对角膜进行评估,淘汰缺血损伤的角膜。在常温保存中,从捐赠者死亡至眼球摘除的标准时间间隔一般为24h或更久。然而,低温贮存并没有类似的评估,因此,死亡至眼球摘除的时间间隔应较短,通常以12~18h为准。

微生物学方面

当瞬目减少或泪液中的溶菌酶含量降低时,眼球表面正常菌群的数量上升。在组织摘除之前,外源性及死者原有的眼表菌群产生的细菌污染已形成,并且随着供体角膜一起被移植[5]。就地切除在组织切除之后一般不再有进一步的消毒措施,因此尤其需考虑细菌因素。一般来说,就地切除的消毒过程包括用平衡盐溶液充分冲洗,广谱抗生素或抗真菌溶液湿润眼睛和睫毛,用聚维酮碘溶液消毒眼睑及眼周皮肤组织。至于眼球摘除,许多眼库在摘除眼球时不进行烦琐的准备工作,而是选择在实验室里进行全眼球消毒。一般步骤是先用平衡盐溶液充分冲洗眼球,再放置于0.5%~1%聚维酮碘溶液中浸泡,最后用平衡盐溶液漂洗(具体请参考EBAA、E-BAANZ和EEBA的技术指南)。对照研究均肯定这两种技术的有效性[5]。

在一篇样本量为90 549的文献综述中,穿透性角膜移植术后眼内炎的发生率为0.4%[6]。这些比率在过去的10年中不断下降,这归功于逐渐完善的眼库管理流程。然而,眼科医生必须认识到供体组织携带的微生物可能引起的危害。这涉及组织污染风险、去污步骤、供体制备措施、储存过程、抗生素使用和微生物检测结果(详见"角膜储存")。

组织评估

摘取的眼球可通过裂隙灯对眼前节进行全面的评估，而就地切除往往受到了笔灯的限制。此检查非常重要，可明确供体眼之前是否做过眼前节手术或存在供体筛查阶段没有发现的病理改变。而被切除的角膜可在眼库实验室里用裂隙灯检查。角膜内皮是保持角膜水合作用和透明度的主要细胞层。由于会影响到角膜的活性，无法在眼库中进行评估角膜内皮功能的实验。因此，人们必须靠角膜内皮形态反映其功能储备，内皮组织的常规检查成为供体评估的一部分。对内皮组织的活组织显微镜检查也为角膜评估提供了一种量化的手段，通过这种客观的方法评价供体是否合适，避免了某些角膜由于某种原因如年龄或尸检报告而被随意地事先排除在可移植的角膜之外，从而提高供体的数量。虽然缺乏关于内皮形态的参数和移植结果相关性的研究，但是已有人建立了计算延期材料用于穿透性角膜移植后的细胞损失的模型[7,8]。他们提出了一个可接受的最低供体细胞密度的理论。许多眼库认为2000个细胞/mm²是供移植的内皮的最低限。此外，普遍认为内皮细胞层出现细胞多形性或多型现象和(或)滴状表现意味着角膜功能缺陷或受损[9]。但归根结底，角膜使用与否最终取决于手术医生对手术患者个体情况和眼库评估报告的综合考虑。

角膜储存

对于全眼球保存，最常见的储存方法是1937年发明的2℃~6℃下的湿壶或湿房保存[1]。如今这种技术通常用于角膜切除之前的临时保存或运输过程。

现行的储存方法是将角巩膜置于改良的组织培养基中，然后在2℃~6℃的环境中低温保存(在1974年由Mc Carey 和Kaufman发明)，或者在30℃~37℃中常温保存(1976年Doughman发明的组织培养方法)。这些方法要求良好的无菌处理技术，并且眼库越来越需要在组织储存方面进行质量保证以确保手术的质量和有效性。表6-2总结了不同的角巩膜片储存方法。虽然用液氮保存角膜有一些成功的例子，但这并不是一个被大家普遍

表6-2　角膜储存的方法

考虑的因素	低温	组织培养
技术	简单快速	复杂
	处理少	
保存时间	最长 10 天	可达 4~7 周
组织能否直接使用	是	否
水分保持	是	否
上皮和内皮细胞愈合	否	是
	捐赠更严格	在影响内皮存活的条件上
		更宽松
组织技术评估	非侵入性	侵入性
	反光显微镜	光学显微镜
	(非侵入性光学显微镜)	
内皮细胞评估	小型中央区	整个表面
原发性角膜植片失活	总体报道平均为 2%	0~0.3%
的风险	目前估计有 1%	
	保存时间大于 7 天时失	
	败可能性更大	
移植物的存活		至少可比较
微生物测试	不要求	强制性
		检疫期
		对有败血症风险捐赠者的
		角膜更耐受
手术后眼内炎的风险	0.1%~2%	0~0.1%
保存液	市售	市售/内部配制

接受的方法。

供体眼球的湿房保存

技术方面

摘除后的眼球和生理盐水或抗生素溶液浸湿的纱布一起被储存在密

闭容器中2℃~6℃保存。在生理盐水中浸泡时必须避免角膜沾染外界的液体,否则会导致上皮和基质水肿。

储存时间

作为眼球的一部分,角膜内皮是与不流动的房水接触的。因此,坏死组织、代谢废物和水解酶会随时间而积累。由于这些物质存在角膜内皮毒性,储存时间一般控制在48~72h。

在角巩膜片制作和保存之前,全眼球的储存时间一般不超过24h。

微生物学安全性

由于无法证明抗生素溶液在低温下是否有效,其在减少菌群数量和抗污染方面的有效性值得商榷。然而,抗生素可能在组织中不断积累,这或许为随后的移植手术提供了有效的预防。

组织评估

裂隙灯检查是评估角膜的常用方法。如果角膜水肿程度较轻,可辅以反光显微镜检查角膜内皮,因此它需要在取材手术后尽快进行。

角巩膜片的低温保存

技术方面

角巩膜片放置于一个改良的组织培养液中,并保存在2℃~6℃下。由于使用裂隙灯和反光显微镜评估角膜时一般在容器内进行,所以对角膜的处理较少。沉旧的储存液配方如M-K[2]可在以往发表的文献中找到,而现代的保存液在市场上就能买到。储存的参数,如温度和最大保存时间,随着不同的保存液和需要遵守的规定而不同。如果捐赠者的病史和组织血清学允许,角巩膜片可直接用于移植手术。

低温储存液的基本成分是组织培养基加上抗生素和渗透剂(如右旋糖酐),以补偿在4℃下角膜正常排水机制的丧失,从而防止细胞肿胀,维持角膜相对脱水状态和透明性。基于上述配方改进的更现代的储存液通过添加能量物质、抗氧化剂、膜稳定因子和生长因子,进一步延长了供体的储存时间。最重要的是,在储存液中加入硫酸软骨素提高了内皮细胞活性,同时也作为一个额外的渗透剂,延长了可接受的储存时间[2]。然而,由于死亡至储存时间和其他原因(如死亡原因和环境的变化)导致的内皮细胞退行性改变会在低温保存时加重,从而限制了储存时间的延长。此外,上皮愈合在低温环境下较少发生。事实上,低温保存时间的延长会损害上皮细胞[10]。为了减少这些风险,建议储存时间应远低于原始报道的最大值,而且在捐赠者死亡到角巩膜片保存的基准时间间隔应在12h内,并让角膜保存完好。

保存时间

据报道,最初的M-K培养基能提供一个长达10天的安全储存期,然而实际上大家普遍接受的时间为3~4天。一些后来发明的储存液,如K-sol、Dexsol、Likorol、Optisol(GS)据报道有更长的储存时间,普遍认为在7~10天之间。

微生物安全

据报道,微生物转移到角膜上引起的移植术后眼内炎和角膜炎的总发生率在0.1%~2%之间[11]。而一些报道指出供体角膜环的培养阳性率高达19%[12],表明储存液中的抗生素在低温下并不是非常有效。反之,我们可以认为,回到生理温度下,供体角膜中残留抗生素产生的后效应,加上受体眼的正常免疫防御,足以抵抗任何微生物。

组织评估

非侵入性的内皮细胞反光显微镜检查(加上裂隙灯检查)是大家所青睐的评估低温保存下角膜的方法。事实上,自2001年以来,EEBA医疗标准一直要求测定角膜内皮细胞密度。目前使用的大多数反光显微镜配备有软件程序来确定内皮参数,例如细胞计数、细胞大小的变化、细胞形态等,但是获得可靠的细胞形态结果仍需要进行仔细地校准[13]。

反光显微镜的一个限制是,中央的角膜内皮细胞区域远大于显微镜可采样的范围,即使使用多区域检查也无法满足。因此,反光显微镜所获得的信息必须在裂隙灯评估的前提下加以说明。另外,角膜内皮细胞的最佳观察时机需满足以下条件:室温,置于储存介质中,还需要足够的时间使角膜脱水[9]。所以角膜内皮细胞退行性改变和储存期间可能存在的内皮细胞丢失虽然不做常规评估，但是必须考虑到，这也许会导致角膜质量的下降和(或)原发性角膜植片失活[14,15]。

据报道的原发性角膜植片失活的发生率在0~10%之间，目前认为大约是1%[15]。对内皮组织的预评估可能会降低原发性角膜植片失活的风险和提高移植物长期存活率，但目前缺乏支持这一假设的研究。然而，对内皮细胞的评估设置更高、更统一的标准无疑至关重要，这有助于通过评估来减少因捐赠者的年龄或眼部手术史而被随意排除的供体角膜，而增加捐赠角膜的供应。

角巩膜片(常温)组织培养

技术方面

角巩膜片保存在30℃~37℃的保温箱中的方法由Doughman(1976)发明，由Sperling(1979)改进，并在欧洲进一步发展[16]。该技术保证了角巩膜片的储存时间能达到4~6周或更长。

上述技术与低温保存相比更复杂，它需要在储存过程中进行微生物监控和在贮存期结束时对内皮细胞进行强制评估。此外，由组织培养基、作为能量来源的小牛血清、蛋白质、生长因子和抗生素组成的保存液，并不含有能在体外维持角膜水合作用的大分子[16]。因此，需在手术之前把角膜转移到充满右旋糖酐的储存介质中(被称为运输或变薄介质)，使肿胀的角膜变薄[16]。后一种储存基也用来在室温下(便捷地)运输角膜。与低温保存相比，组织培养保存包含了更复杂的步骤，因此其角膜不能直接用于手术。

保存时间

组织离体后，在组织培养基中的储存时间可长达4~7周。在保存期间(10~14天)更新储存液可能会延长储存时间[16]。

据眼库的报道，角膜在运输培养基中的最长储存时间是1~7天，右旋糖酐的浓度在4%~8%之间变化。这在很大程度上决定了角膜消肿的程度(消肿的程度通常取决于手术医生的偏好)。右旋糖酐被角膜吸收后产生毒性作用,限制了角膜在运输介质中的储存时间[16]。

微生物学安全性

储存液中的抗生素在组织培养时期是有效的。在没有抗生素的情况下,尽管在组织培养前进行了广泛的角膜去污,但是由角膜本身引起的培养基微生物污染仍超过30%[16]。即使在有抗生素的情况下,培养基中的大量营养物质仍能导致微生物的持续生长。因此,微生物检验和储存液监测是强制性的,在培养液微生物检测结果出来之前,角膜所需的检疫期也是必需的。任何污染的组织培养液必须废弃。据报道,当遵循这些程序后,组织培养后的角膜移植术眼内炎的发生概率为0~0.1%(EEBA指南)。

培养液被污染的概率因眼库而异。这可能取决于以下几个因素:在培养基中的抗生素合剂(窄谱到广谱抗生素),就地切除还是眼球摘除,捐赠者死亡与收集和储存角膜之间的时间间隔(EEBA指南)。最重要的是,当怀疑角膜被污染时,例如从菌血症捐赠者中取得角膜,组织培养是一种可选择的方法[17]。任何含微生物的培养基若不通过去污和抗生素的限制都将污染,而导致供体角膜无法用于移植,所以储存阶段本身应担当起内部微生物监控系统的角色。

组织评估

尽管监测只在储存之后进行,但是对角膜内皮的检查通常在储存前后都会进行(EEBA指南)。每个角膜的内皮细胞损失上的差异可能是由不同的伤口愈合过程导致;受损的内皮活性取决于死亡——移植时间、死亡原因和死亡环境等。这种情况下,组织培养可被认为是对于角膜的一种负荷试验或内置的角膜活力测定,出现明显细胞损伤的角膜应在手术前弃用[16]。有趣的是,100%的细胞损失发现和疱疹病毒感染相关[18]。

反光显微镜不适用于组织培养的角膜的检查,因为它要求角膜处于非水肿的状态。因此,组织培养的角膜的内皮细胞的评估一般是通过光学显微镜辅以活体染色。在欧洲,伴随着组织培养技术的引进,检查手段不断发展[19]。它允许检查整个内皮细胞层面,而不论角膜厚度和透明度。此外,使用活体台盼蓝染料可检测到失活的细胞和裸露的后弹力层。该方法是侵入性的,需要用低渗溶液来使细胞暂时膨胀,从而能看见内皮细胞,所以要求在无菌的条件下完成。它可根据不同眼库显示为亮视野显微镜图像，或倒置或非倒置显微镜的相位衬度图像。感应和水肿的模式是由储存时间和储存介质决定。因此，图像的阐述需要经验和标准化的工作条件。

对于一些参数如细胞计数，图像分析是必需的。光学显微镜的设置需要为这些目的校准[20]。现代图像软件可进行自动细胞分析，而不需要观察者和经验。然而，迄今为止，可靠的结果只能由大量交互式的操作获得，这不仅耗费时间，而且需要观察者有丰富的经验。共聚焦显微镜在眼库对角膜的分析方面具有良好的发展前景，但是需要等待非接触式版本的开发，才能被广泛接受。

其他方面

由于组织培养的角膜的评估是在储存阶段的末尾进行的，因此捐赠者死后到取眼的时间长短对这项技术的限制较少（EEBA 指南），这也增加了潜在的捐赠者。

据报道，组织培养方法储存的原发性角膜植片失活的概率低至0~0.3%（EEBA 指南）。

组织培养方法最适于捐赠者数量波动较大或供体需求区域广泛的眼库，并要求有熟练操作技术的人员。此外，欧洲首选该技术，因为它增加了储存时间，为排斥反应风险高的患者提供了ABO血型或HLA角膜配型的机会，并可为个别角膜与特定患者进行优化匹配。

为角膜内皮移植术(EK)进行的角膜组织预切割

在过去的10年里，内皮移植手术迅猛发展，已成为角膜内皮失代偿首选的手术方式。随着手术技术的变化，供体组织制备也在不断变化。目前，预切割主要是为了后弹力层撕除角膜内皮移植术(DSEK)和自动板层刀取材的后弹力层撕除角膜内皮移植术(DSAEK)，前者涉及手法剥离供体角膜内皮植片，后者引进了微型角膜板层刀进行预切割准备[21,22]。近来，一种不带有任何角膜基质的后弹力层角膜内皮移植术(DMEK)已被引进，但其在供体制备方面仍有特殊的困难[23]。

眼库制备供体植片比手术医生制备组织有很大的优势[22]。重要的是,眼库能够在切割供体角膜以后通过反光显微镜、裂隙灯活组织显微镜检查和光学相干断层扫描即刻评估捐赠者的后部植片的组织质量[24]。这就可以排除那些在切割或者剥离过程中被损坏的植片。它也能减少手术者在制备组织所花费的手术时间。实际上,由于大量的操作会导致越来越一致的切除结果,眼库的工作人员也可以非常精通该操作。虽然使用眼库制备的供体组织简化了角膜内皮移植术,但是眼科医生又再一次依靠眼库工作人员进行关键步骤的操作。此外,有人担心组织在被切割和移植之间的这段时间内,可能出现不利的组织变化,包括由于储存在保存液中的基质组织的暴露或者内皮细胞的损失[25]。然而,这些对于眼库预切割的组织担心似乎是毫无根据的,据报道,眼库预切割组织与手术者制备的组织的移植结果是相似的[22]。

无论是手法分离还是微型角膜板层刀切割都用于眼库预切割组织的制备,飞秒激光切割角膜内皮植片正在研究中。然而,所有这些程序给眼库带来了许多难题,例如财政、后勤和技术的难题,这些难题都需要眼库逐一解决。

微型角膜板层刀切割

(为DSAEK准备的)微型角膜板层刀是眼库制备预切割组织最常用工具。2009年,在美国此趋势迅速增加——20%的角膜内皮移植术使用了眼库的预切割组织,而在2008年,这个数据小于1%[22]。欧洲数据显示2009年预切割组织的使用率约为6%。在新西兰和澳大利亚的部分地区,所有DSAEK是使用眼库提供的预切割组织。该项技术在欧洲接受较慢的原因可能是预切割在许多欧洲国家被国家监管机构认为是一项组织工程,必须升级到良好的B类生产环境才能实施。

微型角膜板层刀切割所产生的角膜植片的厚度取决于刀头经过角膜的移动速度、刀头的尺寸及人工前房的压力值这三项的共同作用。具备丰富的经验的人员才能平衡这些变量来制作出所要的厚度。自动角膜板层刀利用已设定的驱动速度和可控的校准压力减少了这种方法的灵活性,但对于缺少经验的新手来说，或许提供了更多的一致性和可预测性。微型角膜板层刀切割相对于手法分割制作出了更光滑的角膜基质界面，这偶尔也增加了DSAEK手术的角膜内皮植片脱位率（相对于DSEK）。

虽然现在低温储存角膜的方法用于制备预切割的DSAEK角膜内皮植片的经验在不断积累，但是有关组织培养方面的经验仍然有限。在角膜储存阶段中角膜水肿程度的动态变化及在转运阶段中水肿的消退，使制备预切割DSAEK植片的时机选择和制备方法变得复杂。另外，常温下组织培养的角膜上皮在持续生长，所以存在上皮细胞向下生长进入切割层间的风险。切割在保存之前进行还是在转移至转运介质前进行，这两者孰优孰劣很难比较。根据有限的经验，在转移之后切割，然后用6%右旋糖酐稀释液再进行运输的角膜内皮植片可供使用。在澳大利亚和新西兰，组织培养的角膜在5%右旋糖酐液浸泡24h之后进行切割，短期效果看起来是令人满意的，然而在切割时或者短期运输后获得理想厚度的内皮植片有一定的难度。利用高浓度右旋糖酐使角膜进一步脱水而变薄，从而可进行更深的切割以获得更薄的角膜植片的做法以及其对水肿、脱水、切割后运输产生的影响仍有待进一步研究。

飞秒激光切割

飞秒激光制备供体组织是一个有吸引力的概念，因为它无需刀片而是用电脑精密控制来切削角膜，使相邻的基质和内皮细胞的形态学变化最小化。切割面在角膜内部，从而保证了切割面不直接暴露于储存液中。理论上减少了角膜肿胀的风险和后弹力层、内皮细胞伴随的变化。无刀切割也减少了上皮细胞被引入切割表面的风险，从而降低了上皮细胞内生长的风险。角膜储存和组织评估与未切割组织的方式相同。然而，在随后的组织培养储存中，角膜伤口的愈合可"修复"切割面的可能性需要进一步研究。

Cheng等人[26]的研究证实了飞秒激光切割在组织培养过程中的可行性，并且对于低温[27]和常温[28]储存的实验室研究已经完成。在这些研究中，切割并不总是完全的，需要手术介入或激光双向消融来完成沿切割面的组织剥离。角膜板层片的厚度和表面平滑性也不一致，一般认为与角膜深基质层水合作用的变化有关。技术上的障碍仍需克服,但伴随着更高赫兹激光刀的引入以及基于角膜压平和重复切割率绘制的精密计算图表,克服技术障碍是有希望的。

带内皮细胞的后弹力层的剥离

后弹力层角膜内皮移植术(DMEK)是最新的角膜内皮移植手术,只移植带内皮细胞后弹力层,没有附带任何角膜基质。据Melles及其同事[23]和其他学者的报道[21],超薄的角膜内皮植片保证了术后最佳的视力、快速的恢复和良好的手术效果。但仍存在技术上的困难,尤其在供体角膜的制备和运输供体内皮组织去手术室面临着艰巨的挑战。据报道,这将增加8%的供体组织耗损[23]。对于如此薄的且其内皮细胞朝外自然成卷的角膜片,一种特殊的储存和运输设备被研发出来以便十分精细地处理该组织[29]。有趣的是,随着年龄的增加,供体后弹力膜的厚度增加,但角膜组织的弹性降低。因此对于制备和操作这种后部角膜片,年龄较高的捐赠者是首选。

近期提出了一种制备供体角膜的混合技术,用微型角膜刀事先制备厚的后板层角巩膜片,再通过注气法,获取后弹力层角膜内皮植片,这种方法称作自动化的后弹力层角膜内皮移植术(DMAEK)。制备的内皮植片的边缘附着基质,并保留整个角巩膜环[30]。后弹力层的完全脱离达到95%,气泡的平均直径为8mm,存储7天之后的内皮细胞密度的平均损耗为4%。一组含10位患者的案例分析已证明,这种制备促进手术,减少并发症,并保持良好DMEK术后效果。

角膜内皮移植供体的注意事项

正如任何角膜移植手术一样,角膜内皮移植术的成功依赖于后部植片的内皮细胞的功能和活性。与穿透性角膜移植术相比,内皮移植更容易发生原发性角膜植片失活,这在某些方面被认为是因为用于手术的供体角膜组织质量欠佳。反之,这也导致了眼科医生过度地要求内皮移植的供体组织质量与穿透性角膜移植一致,例如更年轻的捐助者、更少的储存时间和更高的内皮细胞密度。然而,Terry的团队在很多文献中表明,角膜的储存时间和DSAEK术后内皮细胞的存活没有相关性,更高的供体内皮细胞计数对结果没有产生明显差别[22]。他们已经明确，大多数内皮移植的原发性角膜植片失活几乎都是医源性的，是由组织制备、植入和随后的定位对内皮细胞造成的手术创伤引起的。

综上所述，预切割组织的制备成功依赖于某些因素，需要在每一个移植手术中平衡的这些因素。

(1)植片的厚度：植片的厚度越薄，视力恢复越快，更多患者能达到理想视力。然而，这些好处伴随着风险，如准备和手术过程中操作的增加，内皮细胞的医源性损伤以及由此带来的原发性角膜植片失活可能性增大，二次手术率增加和制备供体角膜的损耗增加。

(2)常规制作光滑的切割面：一个光滑的分界面(如DSAEK与DSEK对比)可提供更好的视力。但是光滑的表面也将导致角膜植片黏附困难，并导致更大的脱位率。

给临床医生的提示

●对于供体角膜制备，就地角巩膜切除和眼球摘除术这两种操作方式的选择，需要考虑当地眼库的条件，以确保高效、安全、优质的服务。

●比较低温角膜储存和常温组织培养这两种不同的储存手段，就其技术、微生物评估、组织评价等方面而言，两种技术都能确保储存的高效、安全及优质性，至于选择哪种技术取决于当地眼库的条件。

●对于预切割的角膜(用于角膜内皮移植)，绝大多数的经验认为，微型角膜板层刀切割的角膜用低温保存，手法制备的角膜用组织培养保存。这方面的经验有助于确定角膜参数以取得更好的移植结果。更新的飞秒激光预剥离技术和后弹力层——角膜内皮层复合体的角膜内皮植片的制备也大有前程。预切割组织的准备对眼库提出了挑战，尤其是考虑到在处理过程中的操作和医源性损伤。

参考文献

1. Filatov VP (1937) Transplantation of cornea from preserved cadaver eyes. Lancet 1:1395
2. Kaufman HE (1999) Tissue storage systems: short and intermediate term. In: Brightbill FS (ed) Corneal surgery: theory, technique and practice, 3rd edn. Mosby, St. Louis, pp 892–897
3. Pollock GA, Moffatt SL (2010) Eye banking: a practical guide. In: Valparee RB (ed) Corneal transplantation, 2nd edn. Jaypee Brothers, New Delhi, pp 20–37
4. Soper MC, Lisitza MA (1999) Tissue removal. In: Brightbill FS (ed) Corneal surgery: theory, technique and practice, 3rd edn. Mosby, St. Louis, pp 882–887
5. Kim J, Kim MJ, Stoeger C et al (2010) Comparison of in situ excision and whole-globe recovery of corneal tissue in a large, single eye bank series. Am J Ophthalmol 150: 427–433
6. Taban M, Behrens A, Newcomb RL et al (2005) Incidence of acute endophthalmitis following penetrating keratoplasty; a systemic review. Arch Ophthalmol 123:605–609
7. Armitage WJ, Dick AD, Bourne WM (2003) Predicting endothelial cell loss and long term graft survival. Invest Ophthalmol Vis Sci 44:3326–3331
8. Böhringer D, Böhringer S, Poxleitner K et al (2010) Long term graft survival in penetrating keratoplasty: the biexponential model of chronic endothelial cell loss revisited. Cornea 29:1113–1117
9. Laing RA (1999) Specular microscopy. In: Brightbill FS (ed) Corneal surgery: theory, technique and practice, 3rd edn. Mosby, St. Louis, pp 101–112
10. Kim T, Palay DA, Lynn M (1996) Donor factors associated with epithelial defects after penetrating keratoplasty. Cornea 15:451–456
11. Everts RJ, Fowler WC, Chang DH et al (2001) Corneoscleral rim cultures: lack of utility and implications for clinical decision-making and infection prevention in the care of patients undergoing corneal transplantations. Cornea 20:586–589
12. Wiffen SJ, Weston BC, Maguire LJ, Bourne BM (1997) The value of routine donor corneal rim cultures in penetrating keratoplasty. Arch Ophthalmol 115:719–724
13. Van Schaick W, Van Dooren BT, Mulder PGH (2005) Validity of endothelial cell analysis methods and recommendation for calibration in Topcon SP-2000P specular microscopy. Cornea 24:538–544
14. Komuro K, Hodge DO, Gores GJ et al (1999) Cell death during corneal storage at 4°C. Invest Ophthalmol Vis Sci 40:2827–2832
15. Wilhelmus KR, Stulting D, Sugar J et al (1995) Primary corneal graft failure. A national reporting system. Arch Ophthalmol 113:1497–502
16. Pels E, Schuchard Y (1993) Organ culture and endothelial evaluation as a preservation method for human corneas. In: Brightbill FS (ed) Corneal surgery: theory, technique and practice, 2nd edn. Mosby, St. Louis, pp 622–633
17. Spelsberg H, Reinhard T, Sengler U et al (2002) Organ-cultured corneal grafts from septic donors; a retrospective study. Eye 16:622–627
18. Cleator GM, Klapper PE, Dennett C et al (1994) Corneal donor infection by herpes simplex virus: herpes simplex virus DNA in donor corneas. Cornea 13:294–304
19. Sperling S (1986) Evaluation of the endothelium of human donor corneas by induced dilation of the intercellular spaces and trypan blue. Graefes Arch Clin Exp Ophthalmol 224: 428–434
20. Thuret C, Manisolle S, Le Petit JC et al (2003) Is manual counting of corneal endothelial cell density in eye banks still acceptable? The French experience. Br J Ophthalmol 87:1481–1486

21. Price MO, Giebel AW, Fairchild KM et al (2009) Descemet membrane endothelial kerato-plasty: prospective multicenter study of visual and refractive outcomes and endothelial sur-vival. Ophthalmology 116:2361–2368
22. Terry MA (2009) Endothelial keratoplasty: a comparison of complication rats and endothelial survival between precut tissue and surgeon-cut tissue by a single DSAEK surgeon. Trans Am Ophthalmol Soc 107:184–191
23. Ham L, van Luijk C, Dapena I et al (2009) Endothelial cell density after descemet membrane endothelial keratoplasty: 1- to 2-year follow-up. Am J Ophthalmol 148:521–527
24. Brown JS, Wang D, Xiaoli L et al (2008) In situ ultrahigh-resolution optical coherence tomography characterization of eye bank corneal tissue processed for lamellar keratoplasty. Cornea 27:802–810
25. Ide T, Yoo SH, Kymionis GD et al (2008) Descemet-stripping automated endothelial kerato-plasty. Effect of anterior lamellar corneal tissue-on/-off storage condition on descemet-strip-ping automated endothelial keratoplasty donor tissue. Cornea 27:754–757
26. Cheng YYY, Pels E, Nuijts RMMA (2007) Femtosecond-laser-assisted Descemet's stripping endothelial keratoplasty. J Cat Refrac Surg 33:152–155
27. Mehta JS, Shilbayeh R, Por YM et al (2008) Femtosecond laser creation of donor cornea but-tons for Descemet-stripping endothelial keratoplasty. J Cataract Refract Surg 34:1970–1975
28. Cheng YY, Kang SJ, Grossniklaus HE (2009) Histologic evaluation of human posterior lamel-lar discs for femtosecond laser Descemet's stripping endothelial keratoplasty. Cornea 28: 73–79
29. Lie JT, Birbal R, Ham L et al (2008) Donor tissue preparation for Descemet membrane endothelial keratoplasty. J Cataract Refract Surg 34:1578–1583
30. Busin M, Scorcia V, Patel AK et al (2010) Pneumatic dissection and storage of donor endothe-lial tissue for Descemet's membrane endothelial keratoplasty: a novel technique. Ophthalmology 117:1517–1520

婴幼儿角膜移植

第 7 章

Peter Kim, David S. Rootman

核心内容

- 婴幼儿角膜移植的目的是恢复角膜的透明性，清除视轴上的遮挡，为视功能的发育创造条件。
- 每个婴幼儿的角膜移植手术都必须因人而异设计手术方案，权衡手术的利弊。
- 视力预后与眼部病变的严重程度相关，同时由后天因素导致的眼部病变的视力预后通常好于先天性疾病。
- 详尽的病史采集结合全面的主客观检查及相应的辅助检查，有助于明确术前诊断，指导手术方案和预测术后视功能。
- 婴幼儿穿透性角膜移植就手术技术层面而言要比成人困难，因此需要针对性地改进手术方法，从而减少并发症。
- 婴幼儿角膜移植术后需要严密的定期随访，角膜缝线的拆除时间比成人要早很多。
- 术后早期的屈光矫正与积极的弱视治疗是提高视功能的必要手段。
- 继发性青光眼、免疫排斥和植片失活是术后三大严重并发症。

引言

婴幼儿角膜移植不同于成人角膜移植，它显示出了自身的独特性，也带来了新的挑战。婴幼儿角膜移植旨在重建屈光介质透明性，使剥夺性弱视的影响减少到最小，从而让视觉系统得到更好的发育[11,13]。自20世纪60年代开始，随着人们对婴幼儿眼部生理理解的不断加深，显微手术技术、眼科器械、缝线材料及术后处理方法的不断革新,婴幼儿角膜移植的效果也得到了显著的提高[3,25,45,53]。但据报道,相对于成人而言,婴幼儿和儿童角膜移植失败率更高[25,51]。尽管如此,很多儿童通过有效的手术仍能显著提高视力, 但未必能完全达到或接近正常视功能。对于婴幼儿角膜移植而言,需注意的重要事项包括手术难度更高、术后护理更困难以及移植失败率更高。

手术适应证

引起婴幼儿角膜混浊的原因主要分为三类,分别是先天性、获得性非外伤性和获得性外伤性[29,45]。其中引起先天性角膜混浊的原因包括彼得异常(Peters' anomaly)、先天性青光眼、角膜皮样瘤、多形性后部角膜营养不良、先天性遗传性角膜内皮营养不良、先天性遗传性角膜基质营养不良、先天性硬化性角膜和代谢障碍等。获得性非外伤性角膜混浊的原因包括感染性角膜炎(细菌性、病毒性和真菌性)、间质性角膜炎、圆锥角膜和暴露性角膜病变等。而外伤性角膜混浊可由穿通性和非穿通性角膜外伤导致。在发达国家,先天性角膜混浊占主要部分,而在发展中国家,外伤性和获得性非外伤性角膜混浊则更加普遍[1,3,19,43,49]。

视力改善效果

研究表明, 小儿穿透性角膜移植术后早期的屈光矫正和积极的弱视治疗对视力的恢复至关重要[1,16,24]。其他影响预后的因素包括术后大散光、斜视、眼部并发症(如青光眼等)和全身并发症(包括发育迟缓等)[11]。

视力预后与眼部病理改变有着密切的关系。在先天性角膜混浊中,未合并眼内其他病变的单纯性角膜混浊其术后视功能改善更佳, 植片存活率更高,比如先天性遗传性角膜内皮营养不良和Ⅰ型彼得异常。而先天性角膜混浊伴有眼前节异常,如Ⅱ型彼得异常和先天性硬化性角膜,其术后视力改善效果和植片存活率则相对较差[3,26,42,52]。已往文献报道的术后视力改善效果存在很大差异,故其可比性不强[15,24,29,38],主要是因为各个研究所侧重的研究对象的病种、年龄分布、术后护理及随访时间都有很大的差异。另外，关于主要手术适应证的研究也存在不同。来自阿拉伯与伊朗的学者表明先天性遗传性角膜内皮营养不良的患病率较高，是主要手术适应证，而来源于印度方面的研究则认为角膜炎和外伤所导致的角膜混浊是重要的手术指征[3,26,43,49]。而既往研究较一致的结论是，外伤性和获得性非外伤性角膜混浊角膜移植术后植片存活率和视功能改善均优于先天性角膜混浊[1,3,38]。

患者的选择

对婴幼儿实行角膜移植往往是个艰难的决定，需慎重考虑角膜混浊的严重程度是否达到手术指征以及单侧还是双侧发病。有些眼科医生基于各种考虑不做单眼角膜混浊的移植手术[11,40]。然而，我们认为应更多地考虑眼球的整体功能，单眼角膜完全混浊的患者应考虑行手术治疗。也就是说，仅仅是角膜混浊而角膜的结构和大小均正常的患者趋向于有更好的预后，这些患者值得尝试去做角膜移植。从另外一方面来说，双眼角膜混浊合并复杂的眼前节病变的患者预后则较差，且术后出现并发症的概率较高，如视网膜脱离等。对于这些病例，我们宁愿保留患儿残余的有效视力，也不愿冒失去全部视力的风险去实施角膜移植术。

婴幼儿角膜移植术的主要目的是恢复屈光介质透明从而促进视觉的发育[11]。所以在眼科医生决定是否做手术时，必须考虑到手术的利弊和主要风险、眼部和全身并发症情况、家属术后用药的依从性以及随访复查的配合度。

对于严重的双眼先天性角膜混浊，理想的角膜移植手术时机是在出生后3个月内。这样将大大降低发生严重的不可逆性弱视的风险[11,25]。在笔者所在的眼科中心，建议婴儿至少需满一月龄大才行角膜移植术，因为这个阶段眼球已部分发育，可降低手术难度，同时全身麻醉也更安全。对侧眼的手术通常安排在第一眼后4~6周，此时可视情况同时拆除第一眼的缝线[25]。这样的治疗方案允许我们在婴儿3个月时完成双眼手术并且拆除大部分缝线。有意思的是，目前已发表的研究还未证明更早的手术介入会有更好的术后视力[3,16,26,29,52]。有学者认为,如果存在非常明显的双眼不对称角膜混浊,建议尽量不手术,而是保守治疗混浊较轻的那只眼[21]。也有学者认为,对于预后非常差的继发于复杂眼部疾病的角膜混浊患者,最好的治疗有时是不治疗,比如先天性角膜巩膜化合并严重的眼前节发育不全[25]。

　　患儿家属对于手术的期望值和术后承担长期护理的能力是婴幼儿角膜移植手术的先决条件[21]。对婴幼儿实施穿透性角膜移植术将会极大地影响到患儿家属的日常生活,因为术后需要紧密地随访,同时也加重了他们的经济负担[16,44]。另外,如果患儿的住处离医院很远,频繁去医院做各项检查尤其是需要麻醉后才能进行的检查,将会变得十分困难。因此,当我们决定要对婴幼儿行角膜移植手术时,必须充分考虑手术时机选择的个性化以及向家属详细交代手术的利弊与风险。

> **给临床医生的提示**
> ● 婴幼儿角膜移植手术方案的确定必须个体化。
> ● 患儿家属对手术的期望值、术后用药的依从性以及随访复查的配合度均非常重要。

患者评估

　　对婴幼儿进行术前评估非常具有挑战性,通常需要在麻醉下做各项检查。详细的病史采集、全面的检查以及必要的辅助检查都十分必要。一份详细病史包括患者主诉、病情发展变化、胎龄、出生体重和用药史,同时孕产史(包括妊娠和分娩)也将为临床医生提供重要的信息[11]。角膜混浊何时出现及如何发展是最重要的病史信息,因为它有助于对预后的判断。正如前文中提及的后天性角膜混浊比先天性角膜混浊的术后视功能恢复要更好[15,29]。这就要求眼科医师需要详细询问有关任何眼部异常的家族史,如多形性后部角膜营养不良、眼前节发育不良以及青光眼等。

　　在检查方面,细致地评估婴幼儿的视觉行为,包括固视模式,是非常重要的。必须记录是否存在眼球震颤和相对性瞳孔传入阻滞。此外,便携式裂隙灯是重要的工具,它可对婴幼儿的眼前节情况进行足够充分地检查。但对婴幼儿进行裂隙灯检查时需将其手脚固定甚至捆绑才能顺利进行。需要记录的重要的眼部体征包括眼睑情况、角膜直径、混浊程度、范围及新生血管等。同时需要记录的眼前节情况包括虹膜、房角和晶状体病变。通过观察直接检眼镜所呈现的红光反射的特性,可粗略地判断混浊对视觉影响的程度。婴幼儿眼压可通过电子压平眼压计测量,如Tono-Pen眼压计(Reichert, Depew, NY)。另外,非常重要的检查是散瞳详查眼底,以排除眼部并发症,如视神经、黄斑和视网膜病变。如果角膜混浊影响眼底观察,可进行眼部B超检查以排除视网膜脱离。如果可能的话,术前最好进行睫状肌麻痹验光,以了解患儿的屈光状态。当然,为了能更顺利和更仔细地进行上述的各项检查,通常需要对婴幼儿进行麻醉。

此外,如果合并严重的全身疾病,将会妨碍眼部手术的顺利进行,此时建议儿科医生会诊。

给临床医生的提示

●全面的病史和详尽的临床检查可为潜在病因的寻找和视力预后的判断提供线索。

●婴幼儿需要通过麻醉才能使各项检查顺利和充分地进行。

辅助检查

超声生物显微镜(UBM)可使眼前节各个解剖结构清晰成像(图7-1)[29,33],因此它有助于明确严重角膜混浊患者的术前诊断以及手术方式的选择。同时,直观的影像图可帮助眼科医师更好地向患儿家属解释病情。另外,我们需要通过眼部B超排除眼后节病变以及A超测量眼轴长度(排除小眼球和牛眼)。在某些病例中,还可通过电生理检查,包括视网膜电图或(和)视觉诱发电位,来判断患眼的潜在视力。

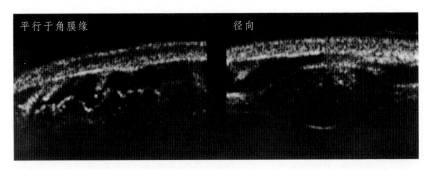

图7-1 左图为平行于角膜缘拍摄的UBM图像,显示广泛的周边虹膜前粘连;右图为径向拍摄的UBM图像,显示晶状体与角膜接触。

供体角膜

来源于年轻供体的、高内皮细胞密度的角膜组织是理想化的移植材料,但是这类材料数量非常稀缺。对于年龄小于2岁的婴幼儿供体组织并不建议使用,因为这些角膜较薄,会引起术后切口延迟愈合,同时增加术后角膜曲率变陡甚至角膜膨隆的风险[28]。研究表明,供体死亡至保存角膜的时间差异、角膜保存至使用的时间差异以及角膜保存方法的差异对角膜移植术后植片的存活率没有显著影响[48]。关于HLA配型对降低术后免疫排斥反应和提高植片存活是否有益仍存争议[22,47]。然而ABO血型配对或许有些益处[47]。

手术注意事项

婴幼儿穿透性角膜移植手术需要在全麻下进行。由于婴幼儿眼球小、睑裂窄,手术操作上有更高的难度,有时为充分暴露术野,需行外眦切开术。

婴幼儿穿透性角膜移植术总体上同成人很相似,但某些手术步骤仍需要特别指出并加以改进。首先,婴幼儿角膜移植的植床较小,直径通常为6~7mm,甚至更小,以避免缝线侵入角膜缘[40]。较小的植片还可使供体/受体切缘远离角膜缘,从而防止周边虹膜前粘连的形成。其次,供体的大小应超过受体0.5~1.0mm,以助于切口的水密,并增加了前房深度[49]。其他注意点包括供体角膜片应在受体前房开窗前准备好，如果术中未联合晶状体切除，则需在前房内注入缩瞳剂以保护晶状体。

由于婴幼儿巩膜硬度低，后部玻璃体腔压力高，婴幼儿角膜移植术中发生晶状体膨出和暴发性脉络膜上腔出血的风险均会增加(图7-1)[11,40]。因此在术中需要使用Flieringa环或类似替代物来固定眼球，同时必须谨慎缝合以防穿透婴幼儿薄的巩膜壁(图7-2)[13]。缝合Flieringa环时，缝线可以留长并固定在胶贴上。此外，其他减少术中风险的措施包括使用非去极化肌肉松弛药来减少术中眼外肌的收缩，使患儿处于轻微的后仰头位，控制血压，20%甘露醇静脉滴注(0.5~1.5g/kg)以及术前眼球按摩等[18,36,41]。

由于婴幼儿角膜比成人更薄更柔软，这使缝合与对位变得更加困难[11]。一旦受体角膜片被钻切分离后，必须迅速将供体植片对位缝合。可在植床做环钻前先做好供体植片的预置性缝线，起到暂时固定植片的作用，并加快钻切后的植片对位和缝合[37]。术中应行虹膜周切术来预防术后瞳孔阻滞。在彼得异常中，由于本身就已存在周边虹膜前粘连(PAS)或术后PAS很可能加重，因此需要4个象限各做一个虹膜周切口以预防术后瞳孔阻滞和阻止PAS进展。此外，术中从角膜侧切口注入黏弹剂也有助于分离原先存在的PAS。这样比角膜"开窗"后再分离更安全且容易，因为开窗会使虹膜和(或)晶状体向前膨出(图7-3)。

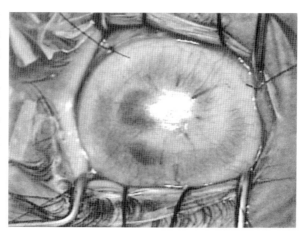

图7-2　本图显示了婴幼儿穿透性角膜移植手术之前的术眼准备。角巩膜缘放置了Flieringa环，缝线留得很长，固定于胶贴上；使用胶贴比止血钳好，可减少金属器械对手术视野的影响。上直肌和下直肌的悬吊缝线如图示。角膜被记号笔均分为8个区域。(见彩图)

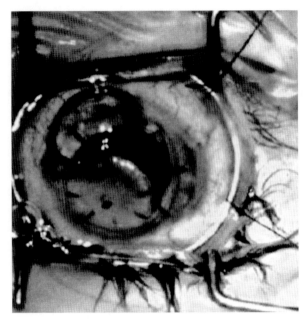

图7-3 婴幼儿穿透性角膜移植术中,受体角膜环钻开窗后发生晶体膨出。(见彩图)

缝合时一般需要16针以上的缝线以使角膜切口水密。建议使用10-0尼龙线间断缝合,这样可保证婴幼儿相对薄的角膜愈合良好。而且如果发生某处缝线松弛、断裂或溶解时,可较容易地拆除,切口一般不会进一步裂开;相反,如果采用连续缝合,一旦缝线松弛、断裂或溶解,切口就会裂开。手术结束后需在球结膜下注射抗生素和激素、纱布覆盖和加压包扎。

联合手术

同时联合眼部其他手术会降低角膜移植成功率,如联合玻璃体切割术、虹膜粘连分离术、晶状体摘除术等[1,13,24,29,45]。联合手术可能是术前计划好的也可能是缘于术中出现的并发症。当小儿穿透性角膜移植术联合晶状体摘除术时,原则上需要同时行晶状体后囊膜切开、前段玻璃体切除及虹膜周切术。必须彻底清除残留于前房的玻璃体,以防黏附于虹膜或角膜切口上。如果存在白内障或者角膜晶状体粘连,可联合摘除晶状体并保留后囊膜。在角膜移植术后2~4周,可考虑实施经睫状冠闭合式晶状体囊膜切除术。这种手术方案对于患儿来说更安全,同时相对封闭的眼球可更彻底地切除玻璃体。

给临床医生的提示

- 由于婴幼儿巩膜硬度低,后部玻璃体腔压力高,使婴幼儿角膜移植手术难度增加,所以需要改良手术方法。
- 建议使用10-0尼龙缝线间断缝合以降低植床植片切口裂开的风险。
- 行联合手术时,无论是术前计划好的或者术中并发症导致的,都会降低角膜移植术后植片的存活率。

术后注意事项

婴幼儿术后护理相对于成人更困难。婴幼儿角膜移植术后通常需要一些保护措施以防止术眼自我抓伤或碰伤,因此可能需要护臂或者夹板以限制手臂的活动。但是婴幼儿由于自身力量小,所以自我伤害的现象并不常见。术后早期,常规使用局部抗生素、糖皮质激素和睫状肌麻痹剂。家属必须明白规范用药的重要性。糖皮质激素的用法是从高剂量开始,然后逐渐减量,并且要比成人减得更慢,因为婴幼儿术后的炎症反应要明显比成人重。Cosar等[14]研究发现,在小儿角膜移植中,局部应用糖皮质激素的同时加用2%环孢霉素相比单独使用糖皮质激素,其免疫排斥率下降。家属还需学会滴眼药水的正确用法,不要强迫小儿睁开眼睛,以免过度挤压导致切口破裂。另外一种代替方法是将眼药水滴在眼睛的鼻侧眼角,当孩子眨眼时,眼药水就会自动流入结膜囊并吸收。

当用便携式裂隙灯检查时,可让患儿坐在父母的膝盖上或者当患儿在进食时进行;否则就需要用毛毯包裹住患儿,开睑器也可选择性地使用。尽管如此,最好还是在患儿安静的情况下悄悄地检查。检查的项目包括植片的透明性、切口的愈合情况和完整性、缝线的松紧以及前房反应情况。如果患儿极度不配合,只能在麻醉后进行检查。由于患儿无法明确表达他们的症状和感受,因此定期随访就显得尤为重要。

在术后的前期,最重要的是保证切口是水密的、前房是形成以及眼压在正常范围内。在术后1~2周内,需要密切随访患儿直至角膜上皮完全愈合,因为上皮长期缺损会增加细菌性角膜炎的风险[50]。

缝线处理

由于婴幼儿的伤口愈合能力较强,角膜移植术后缝线需要在4周左右即拆除[24,29]。患儿需要每周密切随访直到所有的角膜缝线全部拆除为止。拆线时必须评估切口裂开的风险,患儿年龄越大则缝线拆除的时间越延后。同时,随访发现任何缝线松弛、断裂或溶解时必须及时拆除,以避免缝线相关的感染和新生血管的形成。局部抗生素的使用时间主要依靠临床经验,通常情况下在术后1个月或者在所有缝线都拆除后停止使用[50]。

屈光矫正与弱视治疗

婴幼儿穿透性角膜移植术后,需要我们特别考虑的重要问题是弱视的治疗[21,29]。这是成功的手术后影响患儿视功能重建的主要因素。可与斜弱视专科医生合作,帮助处理婴幼儿术后早期的屈光矫正和弱视治疗[24]。在角膜移植术后,要定期进行睫状体麻痹验光,并应在术后尽早进行。尽管角膜接触镜伴发角膜新生血管和感染性角膜炎的风险增加,但是如果存在高度屈光参差则非常有效[10]。同时需告知患儿家属,配镜处方可能需要根据屈光度的变化定期进行相应调整。

给临床医生的提示

- 术后良好的依从性,包括规范的用药和随访,是提高植片存活率非常重要的因素。
- 由于患儿不能确切表达自身症状,因此需要制定严格的术后随访计划。
- 婴幼儿伤口恢复能力强,术后拆线时间通常都非常早。
- 在术后早期就要进行屈光矫正和弱视治疗,以促进视功能的发育。

术后并发症

青光眼

青光眼是婴幼儿穿透性角膜移植术后常见的并发症。引起青光眼发生的病因学机制多种多样,主要包括糖皮质激素长期应用的副作用、眼前节发育不良、前房持续炎症反应、周边虹膜前粘连及术源性小梁网塌陷等。(http://www.expertconsultbook.com/expertconsult/b/linkTo?type =bookPage&isbn = 978 −0 −323 −06387 −6&eid =4 −u1.0 −B978 −0 −323 −06387 −6..00132 −X −−bib76&appID=NGE)[29,35]青光眼的发生会大大降低植片存活率,同时还将导致视神经不可逆性的损害[3,13,16,43,45,53]。

青光眼的早期治疗为局部使用抗青光眼药物,比如β−受体阻滞剂、碳酸酐酶抑制剂和前列腺素及其衍生物等[29,34]。应注意避免使用选择性α−肾上腺素受体激动剂,因为可能会引起婴幼儿中枢神经系统的抑制[9]。用药期间,必须监测患儿是否出现任何药物副作用。如果药物不能完全控制眼压或者患儿不能耐受药物时,就需要进行手术干预。手术方案包括前房角切开术、小梁切除术(可联合使用或不使用抗纤维化药物)、引流管植入术以及睫状体破坏性手术[7,25]。角膜移植同时联合青光眼手术偶尔也会发生,但目前还不明确穿透性角膜移植术和青光眼滤过手术(小梁切除术或引流管植入术)的最佳手术时机和手术顺序[3,4,29]。但有一点是肯定的,在角膜移植术前,应尽可能地控制好眼压,因为眼压高或大幅度波动会对角膜植片,尤其是内皮功能,造成严重损害。

移植排斥

原先角膜植片透明的患儿出现植片水肿时应当高度怀疑免疫排斥,尤其在合并前房炎症反应的情况下[45]。幼儿发生角膜植片排斥时,往往不会出现典型的角膜后沉着物或内皮排斥线(Khoudadoust)[29,44]。更常见的体征是角膜植片出现弥漫性上皮水肿。最初的治疗包括局部糖皮质激素的频繁使用,如0.1%地塞米松或者1%泼尼松滴眼液,每小时一次。另外,局部应用环孢霉素在预防免疫排斥中也有重要的作用[14]。对于一些排斥反应较重的或顽固的病例,可选择适当的口服激素,剂量约为1mg/(kg·d)。

移植失败

角膜移植失败或植片失活通常发生在术后第一年内, 所以在这个阶段必须密切随访[3,45]。表7-1总结了移植失败的危险因素。婴幼儿再次穿透性角膜移植的失败率将会大大增加。如果婴幼儿存在可能发生免疫排斥的危险因素,应术后局部长期使用糖皮质激素治疗[16,45]。如果角膜移植最终失败,植片发生不可逆的混浊,再次移植的手术时机应安排在眼部炎症消退安静后至少3个月以上进行。

> **给临床医生的提示**
> ●青光眼是婴幼儿穿透性角膜移植术后常见的并发症,由于它会增加移植失败的风险,因此必须妥善处理。
> ●免疫排斥和植片失活是婴幼儿角膜移植的两个重要并发症。

穿透性角膜移植的替代治疗方案

对于婴幼儿穿透性角膜移植而言, 需要慎重考虑其各种替代治疗方案,

表7-1　角膜移植失败的危险因素[1,3,6,11,13,16,17,24,25,29,30,38,43,45,50,52,53]

1. 低龄
2. 先天性角膜混浊(与后天获得性角膜混浊相比)
3. 病变严重程度
4. 合并眼前节异常(如虹膜前粘连等)
5. 角膜新生血管
6. 联合其他手术(包括晶状体摘除和前段玻璃体切除等)
7. 再次或多次角膜移植
8. 供体角膜大小
9. 术后并发症:上皮持续缺损、植片排斥、感染性角膜炎、视网膜脱离、青光眼等

尤其是那些侵入性少、手术损伤小但又有一定效果的手术治疗方案[5,8,12,20,27]。比如有些婴幼儿的周边角膜相对透明且晶状体也透明，可选择光学性的虹膜切除术（或瞳孔再造术），也能达到可接受的视力改善效果[46]。这是一种简单但有效的手术治疗方式，尤其对那些术后随访困难或者依从性差的患者，这或许是一种更安全的选择[25,29,46]。

对于角膜混浊累及瞳孔区的患者，自体角膜转位术可使相对透明的角膜转至瞳孔区，而把混浊的角膜转至周边，从而留出清晰的中央视轴，这也是安全有效的治疗手段[2,31,39]。

对成人而言，成分角膜移植现已得到广泛的认可，并逐步取代穿透性角膜移植，成为眼科医师的首选手术方式。成分角膜移植选择性替换病变角膜组织，而留下患者健康的角膜组织。例如角膜内皮移植已成为单纯角膜内皮病变的患者的首选术式，包括Fuch角膜内皮营养不良和人工晶体引起的大泡性角膜病变等。后弹力层撕除角膜内皮移植（DSEK）优于穿透性角膜移植的方面很多，包括术后视力恢复更快、术源性屈光不正更小、眼球结构破坏更少及缝线相关并发症更少等[12]。已有病例报道称，在患有先天性遗传性内皮营养不良的儿童身上成功实施了DSEK术[20,27]。

对婴幼儿行DSEK在手术操作上更具挑战性，因为婴幼儿前房体积小，术中极易损伤晶状体而导致白内障[12]。另外，婴幼儿的术后护理、检查及随访也更加困难。尽管如此，对于单纯角膜内皮病变的患者，仍建议采用DSEK术[20,27]。

相似的是，如果患儿只存在角膜基质病变可采用深板层角膜移植代替穿透性角膜移植，如感染性角膜炎导致的角膜白斑、黏多糖所致角膜白斑、角膜中央皮样瘤及圆锥角膜所致的瘢痕等[23]。虽然深板层角膜移植在技术上具有挑战性，但是它可避免"开窗"，同时减少晶状体前膨和暴发性脉络膜上腔出血的风险。深板层角膜移植有多种手术方式，包括手动深板层分离、大气泡技术和黏弹剂分离技术。

另外，人工角膜移植术（波士顿人工角膜，Boston keratoprosthesis）也已成功地在婴幼儿患者身上实施。它的优点有视力恢复更快、不存在移植排斥反应以及更早进行弱视治疗[5]。人工角膜尤其对免疫排斥导致多次移植失败的患者或者穿透性角膜移植预后非常差的患者有重要的作用[5,8,12]。然而，人工角膜也存在诸多缺点，包括需佩戴隐形眼镜、监测眼压困难及需无限期地使用抗生素[32]。它的并发症包括人工角膜后膜形成、基质变薄甚至溶解、植入物排出、无菌性玻璃体炎和感染性眼内炎[32]。远期并发症是患者及家属尤其关心的，因为对婴幼儿而言，一旦实施人工角膜移植术，可能需要长期甚至终身使用。

> **给临床医生的提示**
>
> ● 对于特定患者而言，光学性虹膜切除术或瞳孔再造术是一种简单但有效的手术治疗方式，术后也能达到可接受的视力改善效果。
>
> ● 成分角膜移植术包括角膜内皮移植和深板层角膜移植以及波士顿人工角膜移植术均已在婴幼儿患者身上成功实施。

小结

婴幼儿角膜移植仍存在各方面的挑战。为达到满意的视力改善效果，眼科医师需要合理地选择患者，详细地进行各项术前检查，充分考虑各种因素并制定手术方案，术后尽早进行屈光矫正与弱视治疗以及制定长期术后随访计划。而一切的实现需要一个完整的团队，包括角膜移植手术医师、斜弱视专科医师、儿科医师、辅助人员以及家属之间的密切合作。对于角膜严重混浊的患儿，我们不能过分强调视功能的恢复程度，而更应当关注患儿术后个人行为举止、交流沟通和活动能力的提高以及对家庭成员所带来的巨大益处。

参考文献

1. Aasuri MK, Garg P, Gokhle N et al (2000) Penetrating keratoplasty in children. Cornea 19:140–144
2. Afshari NA, Duncan SM, Tanhehco TY et al (2006) Optimal size and location for corneal rotational autografts. Arch Ophthalmol 124:410–413
3. Al-Ghamdi A, Al-Rajhi A, Wagoner MD (2007) Primary pediatric keratoplasty: indications, graft survival and visual outcome. JAAPOS 11:41–47
4. Al-Torbak AA (2004) Outcome of combined Ahmed glaucoma valve implant and penetrating keratoplasty in refractory congenital glaucoma with corneal opacity. Cornea 23:554–559
5. Aquavella JV (2008) Pediatric keratoplasties: a new surgical approach. Ann Ophthalmol 40:64–67

6. Beauchamp GR (1979) Pediatric keratoplasty: problems in management. J Pediatr Ophthalmol Strabismus 16:388–394
7. Beck AD (2001) Diagnosis and management of pediatric glaucoma. Ophthalmol Clin North Am 14:501–512
8. Botelho PJ, Congdon NG, Handa JT et al (2006) Keratoprosthesis in high-risk pediatric corneal transplantation: first 2 cases. Arch Ophthalmol 124:1356–1357
9. Bowman RJC, Cope J, Nischal KK (2004) Ocular and systemic side effects of brimonidine 0.2% eye drops in children. Eye 18:24–26
10. Calhoun J (1991) Cataracts and lens anomalies in children. In: Nelson LB, Calhoun JH, Harley RD (eds) Pediatric ophthalmology. WB Saunders, Philadelphia
11. Chan AS, Colby K (2008) Update on pediatric keratoplasty. Int Ophthalmol Clin 48:25–33
12. Colby K (2008) Changing times for pediatric keratoplasty. JAAPOS 12:223–224
13. Comer RM, Sheraz MD, O'Keefe M (2001) Penetrating keratoplasty in infants. JAAPOS 5:285–290
14. Cosar CB, Laibson LP, Cohen EJ et al (2003) Topical cyclosporine in pediatric keratoplasty. Eye Contact Lens 29:103–107
15. Cowden JW (1990) Penetrating keratoplasty in infants and children. Ophthalmology 97: 324–328
16. Dana MR, Moyes AL, Gomes JA et al (1995) The indications for and outcome in pediatric keratoplasty. A multicenter study. Ophthalmology 102:1129–1138
17. Dana MR, Schaumberg DA, Moyes AL et al (1995) Outcome of penetrating keratoplasty after ocular trauma in children. Arch Ophthalmol 113:1503–1507
18. Duncalf D, Weitzner SW (1963) Ventilation and hypercapnea on intraocular pressure during anaesthesia. Anaesthesia and Analgesia 42:232–237
19. Erlich C, Rootman DS, Morin J (1991) Corneal transplantation in infants, children and young adults: experience of the Toronto Hospital for Sick Children. 1979–88. Can J Ophthalmol 26: 206–210
20. Fernandez MM, Buckley EG, Afshari NA (2008) Descemet stripping automated endothelial keratoplasty in a child. JAAPOS 12:314–316
21. Gloor P (2005) Pediatric penetrating keratoplasty. In: Krachmer JH, Mannis MJ, Holland EJ (eds) Cornea. Elsevier, Philadelphia, pp 1591–1618
22. Gore SM, Vail A, Bradley VA et al (1995) HLA-DR matching in corneal transplantation. Systematic review of published evidence Corneal Tranplant Follow-up Study Collaborators. Transplantation 60:1033–1039
23. Harding SA, Nischal KK, Upponi-Patil A et al (2010) Indications and outcomes of deep anterior lamellar keratoplasty in children. Ophthalmology 117:2191–2195
24. Huang PT (2007) Penetrating keratoplasty in infants and children. JAAPOS 11:5–6
25. Hwang DG, Hwang PH (1991) Pediatric penetrating keratoplasty. Semin Ophthalmol 6:212–218
26. Javadi MA, Baradaran-Rafli AR, Zamani M et al (2003) Penetrating keratoplasty in young children with congential hereditary endothelial dystrophy. Cornea 22:420–423
27. Jeng BH, Marcotty A, Traboulsi E (2008) Descemet stripping automated endothelial keratoplasty in a 2-year-old child. JAAPOS 12:317–318
28. Koenig SB, Graul E, Kaufman E (1982) Ocular refraction after penetrating keratoplasty with infant donor corneas. Am J Ophthalmol 94:534–539
29. Lee OA, Lenhart PD, Holland EJ (2011) Pediatric Penetrating Keratoplasty. In: Krachmer JH, Mannis MJ, Holland EJ (eds) Cornea: fundamentals, diagnosis and management, 3rd edn. Mosby, Elsevier Inc., New York, pp 1455–1472
30. McClellan K, Lai T, Grigg J et al (2003) Penetrating keratoplasty in children: visual and graft outcome. Br J Ophthalmol 87:1212–1214
31. Murthy S, Bansal AK, Sridahr MS (2001) Ipsilateral rotational autokeratoplasty: an alternative

to penetrating keratoplasty in nonprogressive central corneal scars. Cornea 20:455–457

32. Nallasamy S, Colby K (2010) Keratoprosthesis: procedure of choice for corneal opacities in children? Semin Ophthalmol 25:244–248

33. Nischal KK, Naor J, Jay V et al (2002) Clinicopathological correlation of congential corneal opacification using ultrasound biomicroscopy. Br J Ophthalmol 86:62–69

34. Olson RJ, Bromberg BB, Zimmerman TJ (1979) Apneic spells associated with timolol therapy in a neonate. Am J Ophthalmol 88:120–122

35. Olson RJ, Kaufman HE (1977) A mathematical description of causative factors and prevention of elevated intraocular pressure after keratoplasty. Invest Ophthalmol Vis Sci 16:1085–1092

36. Ozcan MS, Praetel C, Bhatti MT et al (2004) The effect of body inclination during prone positioning on intraocular pressure in awake volunteers: a comparison of two operating tables. Anesth Analg 99:1152–1158

37. Parrish CM, Faris DA, O'Day DM (1988) Mattress bridge sutures for graft fixation in pediatric keratoplasty: new use of an old technique. Ophthalmic Surg 19:795–798

38. Patel HY, Ormonde S, Brookes NH et al (2005) The indications and outcome of paediatric corneal transplantation in New Zealand: 1991–2003. Br J Ophthalmol 89:404–408

39. Rao SK, Lam DSC (2008) Calculating graft size and position in rotational corneal autografting: a simplified approach. Indian J Ophthalmol 56:233–235

40. Reidy J (2001) Penetrating keratoplasty in infancy and early childhood. Curr Opin Ophthalmol 12:258–261

41. Robbins R, Blumenthal M, Galin MA (1970) Reduction of vitreous weight by ocular massage. Am J Ophthalmol 69:603–607

42. Schaumberg DA, Moyes AL, Gomes JA et al (1999) Corneal transplantation in young children with congenital hereditary endothelial dystrophy. Multicenter Pediatric Keratoplasty Study. Am J Ophthalmol 127:373–378

43. Sharma N, Prakash G, Titiyal JS et al (2007) Pediatric keratoplasty in India: indications and outcomes. Cornea 26:810–813

44. Stulting RD (1993) Penetrating keratoplasty in children. In: Brightbill F (ed) Corneal surgery: theory, technique, and tissue. Mosby, St. Louis

45. Stulting RD, Sumers KD, Cavanagh HD et al (1984) Penetrating keratoplasty in children. Ophthalmology 91:1222–1230

46. Sundaresh K, Jethani J, Vijayalakshmi P (2008) Optical iridectomy in children with corneal opacities. JAAPOS 12:163–165

47. The Collaborative Corneal Transplantation Studies Research Group (1992) The collaborative corneal transplantation studies (CCTS). Effectiveness of histocompatibility matching in high-risk corneal transplantation. Arch Ophthalmol 110:1392–1403

48. Vail A, Gore SM, Bradley BA et al (1994) Influence of donor and histocompatibility factors on corneal graft outcome. Transplantation 58:1210–1216

49. Vajpayee RB, Ramu M, Panda A et al (1999) Oversized grafts in children. Ophthalmology 106:829–832

50. Wagoner MD, Al-Ghamdi AH, Al-Rajhi AA (2007) Bacterial keratitis after primary pediatric penetrating keratoplasty. Am J Ophthalmol 143:1045–1047

51. Williams KA, Roder D, Esterman AEA (1992) Factors predictive of corneal graft survival: report from the Australian Corneal Graft Registry. Ophthalmology 99:403–414

52. Yang LL, Lambert SR (2009) Long-term visual outcome of penetrating keratoplasty in infants and children with Peters anomaly. JAAPOS 13:175–180

53. Zaidman GW, Flanagan JK, Furey CC (2007) Long-term visual prognosis in children after corneal transplant surgery for Peters anomaly type 1. Am J Ophthalmol 144:104–108

索　引

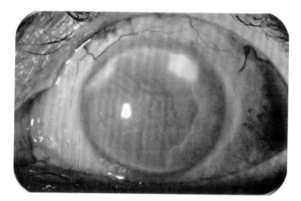

图 1-2

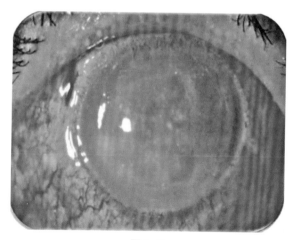

图 1-3

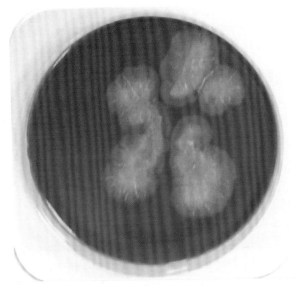

图 1-5

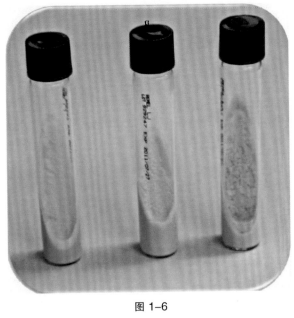

图 1-6

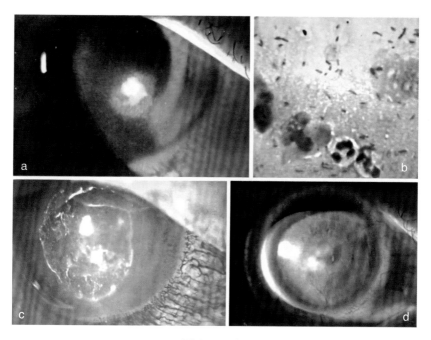

图 1-8(a~d)

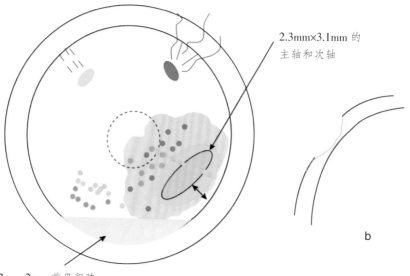

2.3mm×3.1mm 的
主轴和次轴

a

2mm 前房积脓

b

图 2-1

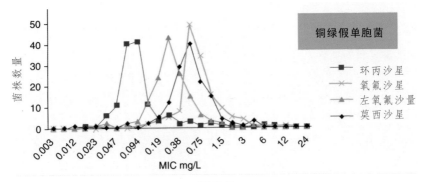

图 2-2

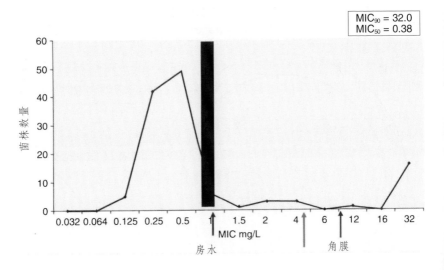

图 2-3

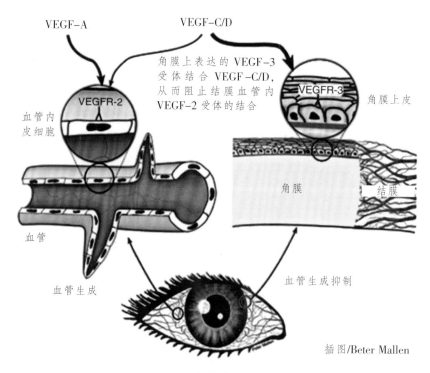

VEGF–A

VEGF–C/D

角膜上表达的 VEGF–3
受体结合 VEGF–C/D,
从而阻止结膜血管内
VEGF–2 受体的结合

VEGFR-2

VEGFR-3

角膜上皮

血管内
皮细胞

角膜

结膜

血管

血管生成

血管生成抑制

插图/Beter Mallen

图5-1

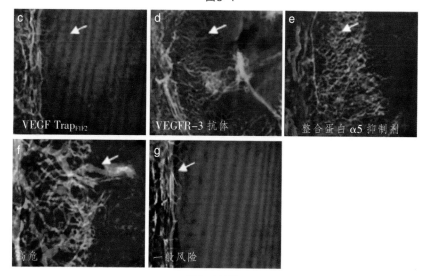

图5-2(续)

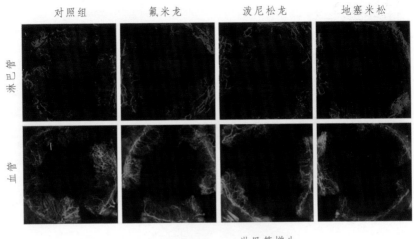

淋巴管增生

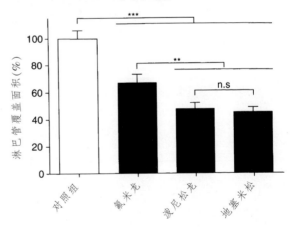

图5-4

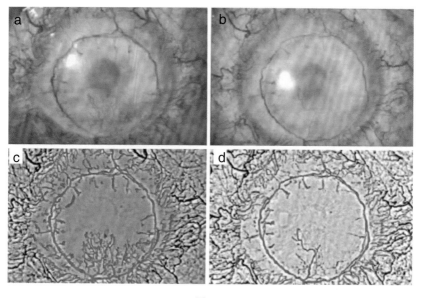

图5-5

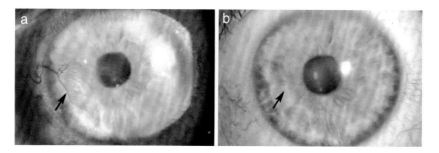

图 5-6

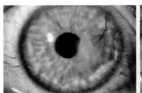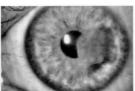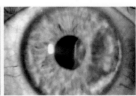

图5-7

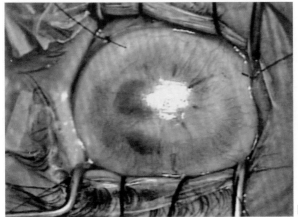

图7-2

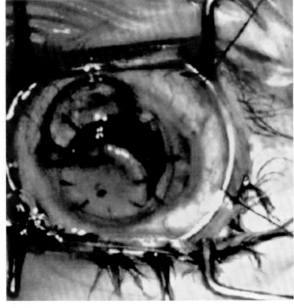

图7-3